# 好好生活、
# 慢慢吃
# 繼續瘦！
## 再減 5 公斤，不復胖！

渡邊本◎圖文
詹慕如◎譯

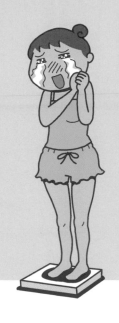

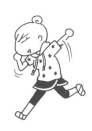

# 還是塞不進褲子裡！

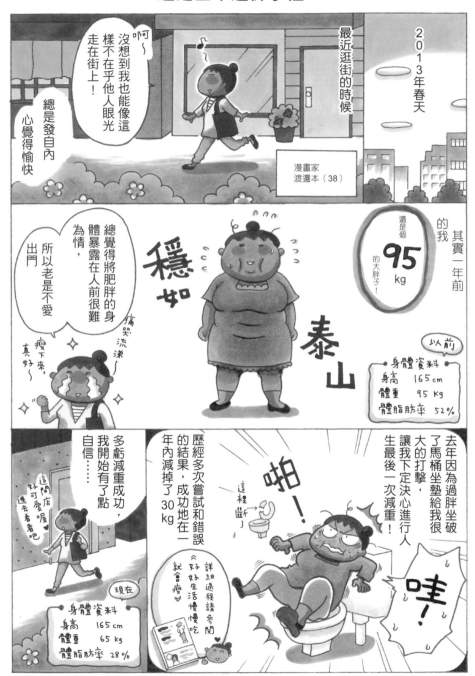

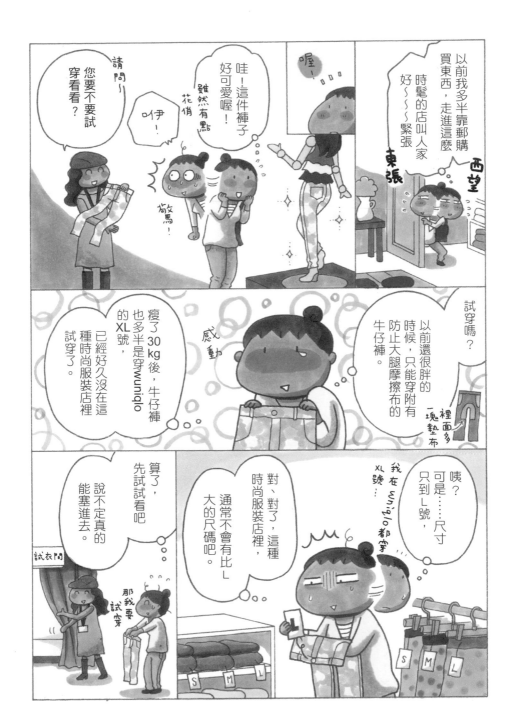

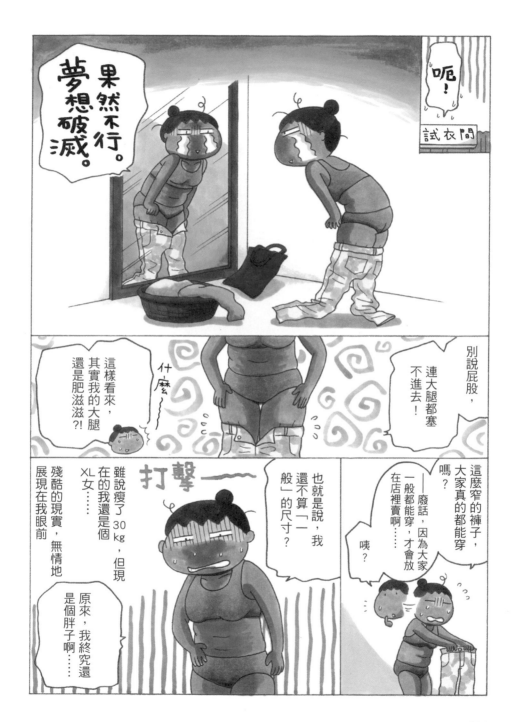

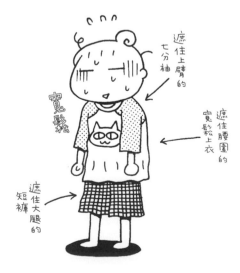

遮住上臂的
七分袖

寬鬆

遮住腰圍的
寬鬆上衣

遮住大腿的
短褲

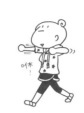

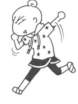

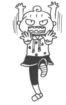

【第一章】再次思考減重的意義

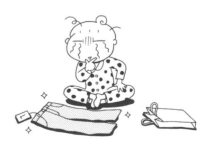

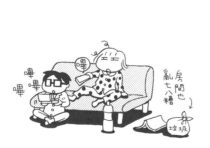

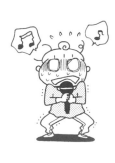

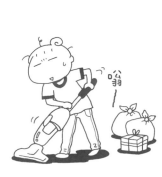

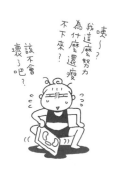

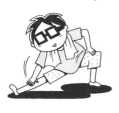

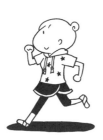

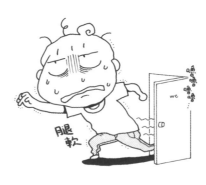

# 再次思考減重的意義

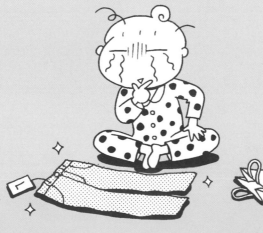

# 成為真正的苗條美人！

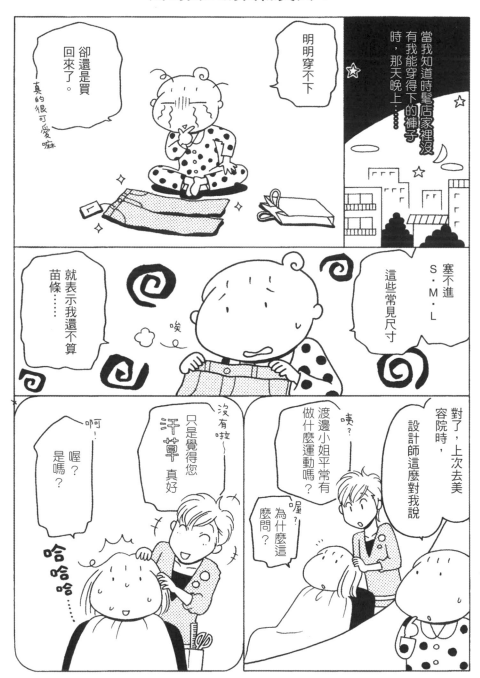

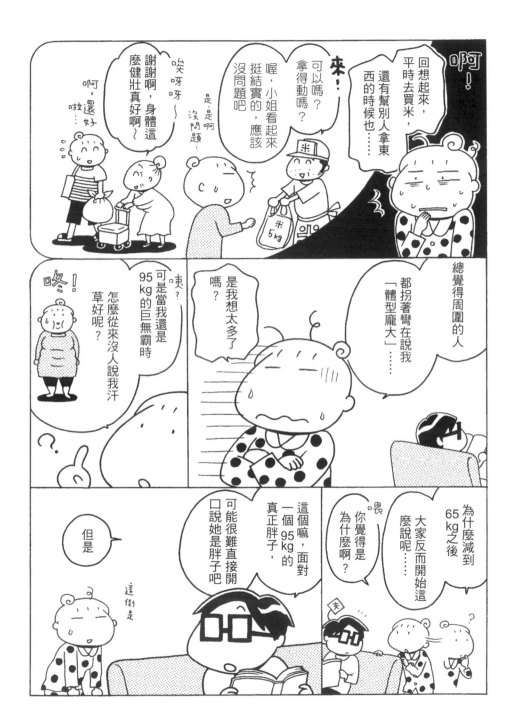

啊!

回想起來，平時去買米，還有去幫別人拿東西的時候也……

來……

可以嗎？拿得動嗎？

喔，小姐看起來挺結實的，應該沒問題吧

是、是啊沒問題！

米 5kg

啊，啦，還好……

唉呀呀～

謝謝啊，身體這麼健壯真好啊

總覺得周圍的人都拐著彎在說我「體型龐大」……

是我想太多了嗎？

咦？可是當我還是95kg的巨無霸時怎麼從來沒人說我汗草好呢？

咚！

為什麼減到65kg之後大家反而開始這麼說呢……

喂，你覺得是為什麼啊？

這個嘛，面對一個95kg的真正胖子，可能很難直接開口說她是胖子吧

這倒是

但是

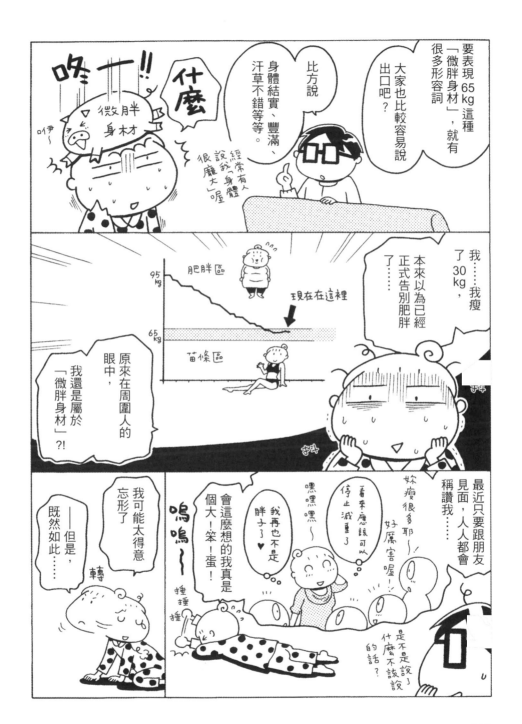

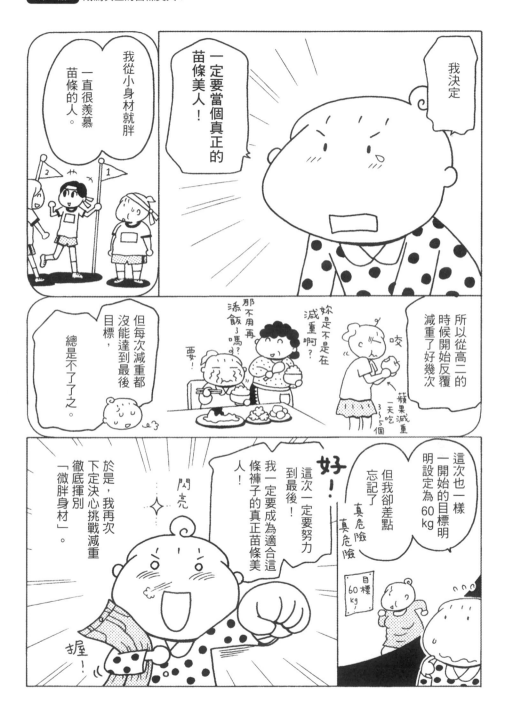

# 重新觀察苗條美人

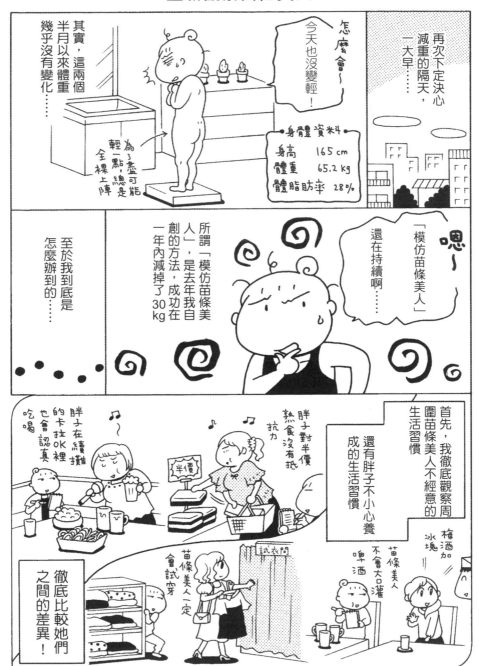

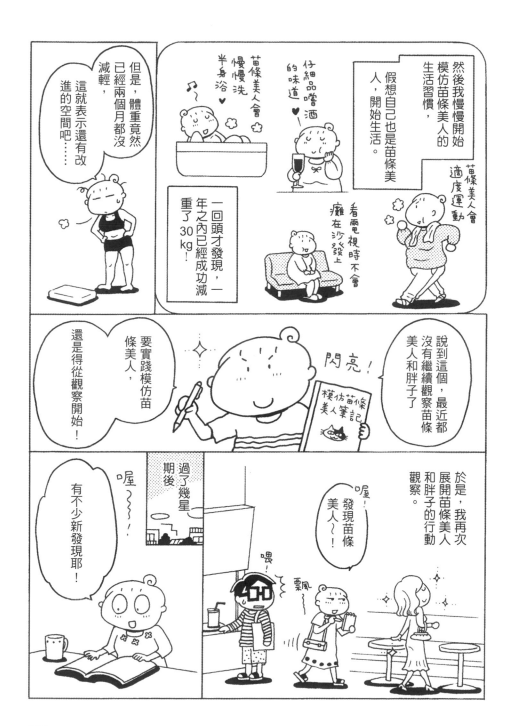

然後我慢慢開始模仿苗條美人的生活習慣，假想自己也是苗條美人，開始生活。

苗條美人會適度運動

看電視時不會癱在沙發上

苗條美人會慢慢洗半身浴♥

仔細品嚐酒的味道

一回頭才發現，一年之內已經成功減重了30kg！

但是，體重竟然已經兩個月都沒減輕。

這就表示還有改進的空間吧……

說到這個，最近都沒有繼續觀察苗條美人和胖子了。

於是，我再次展開苗條美人和胖子的行動觀察。

要實踐模仿苗條美人，還是得從觀察開始！

閃亮！

模仿苗條美人筆記

過了幾星期後

喔～～！

發現苗條美人～！

喔～～！

喂～

有不少新發現耶！

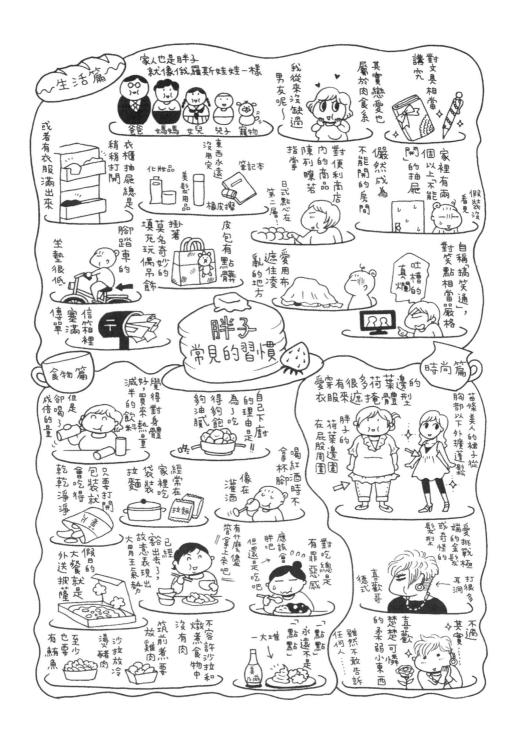

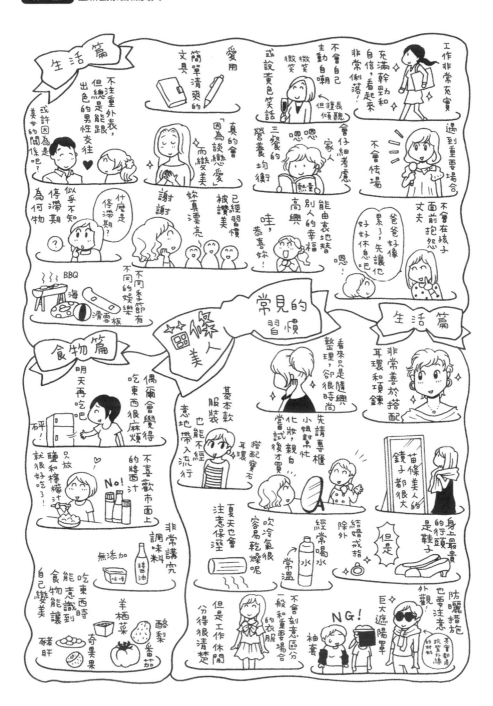

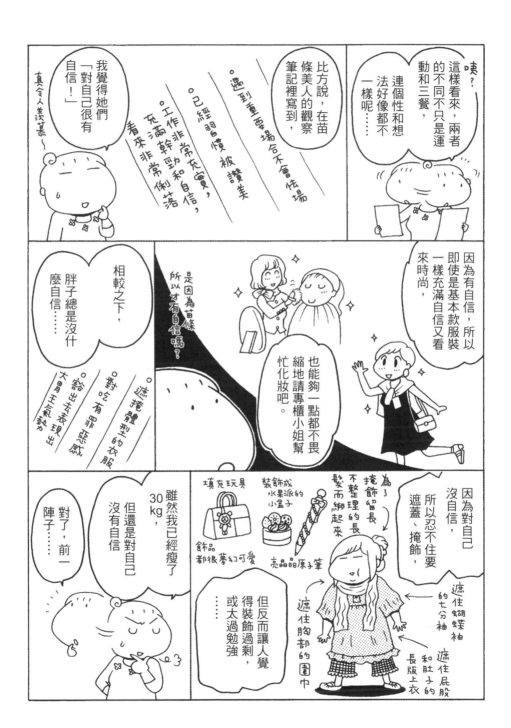

這樣看來，兩者的不同不只是運動和三餐。連個性和想法好像都不一樣呢……

咦？

比方說，在苗條美人的觀察筆記裡寫到。

遇到職場合不合作場

已經習慣被讚美。

工作非常充實，充滿幹勁和自信，看來非常俐落。

我覺得她們「對自己很有自信！」

真令人羨慕～

因為有自信，所以即使是基本款服裝一樣充滿自信又看來時尚，

是因為苗條所以才有自信嗎？

也能夠一點都不畏縮地請專櫃小姐幫忙化妝吧。

相較之下，

胖子總是沒什麼自信……

對吃有罪惡感。

遮掩體型的衣服。

諂笑出來表現出大胃王氣勢勢。

因為對自己沒有自信，所以忍不住要遮蓋、掩飾，

為了掩飾不整理的長髮而綁起來。

遮住蝴蝶袖的七分袖。

遮住屁股和肚子的長版上衣。

遮住胸部的圍巾。

填充玩具

裝飾成水果派的小盒子

亮晶晶原子筆

飾品都很夢幻可愛

但反而讓人覺得裝飾過剩，或太過勉強……

雖然我已經瘦了30kg

但還是對自己沒有自信

對了，前一陣子……

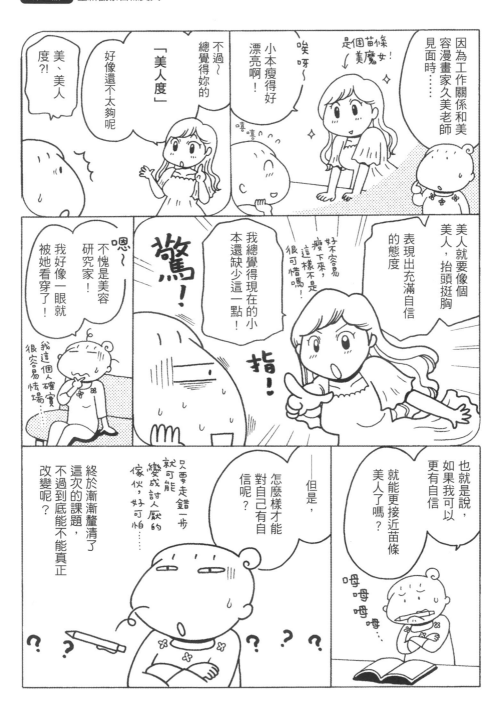

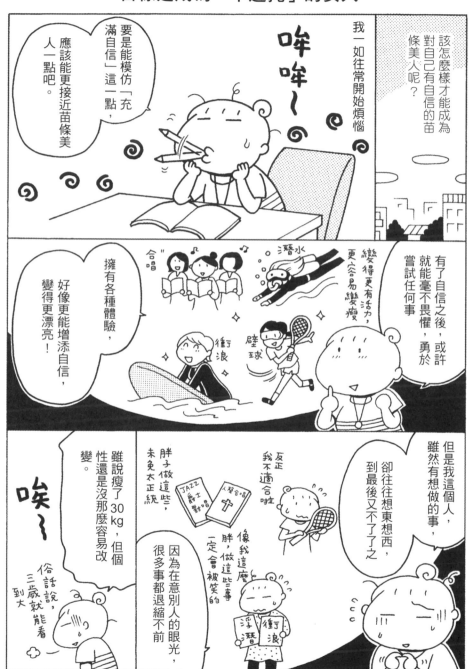

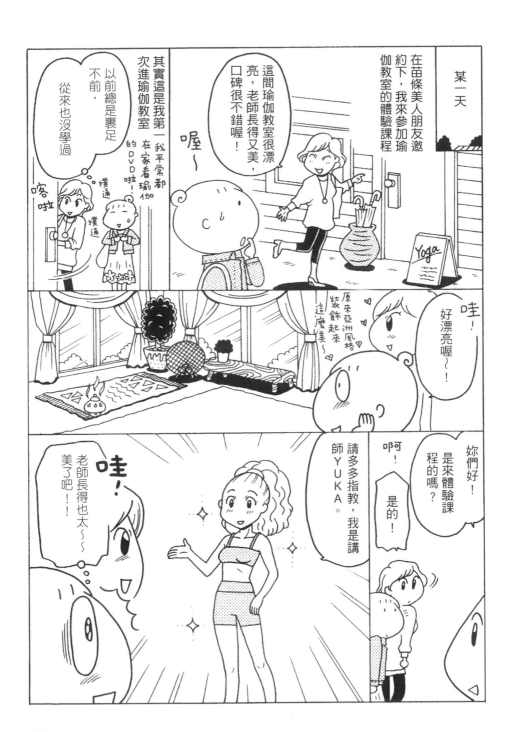

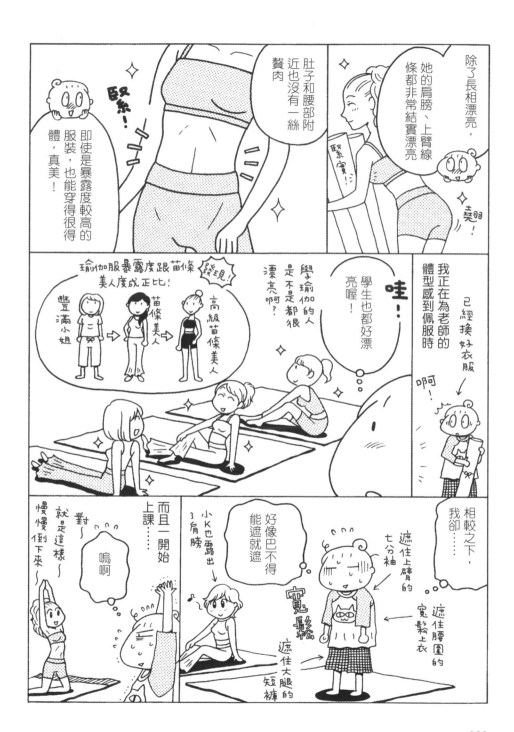

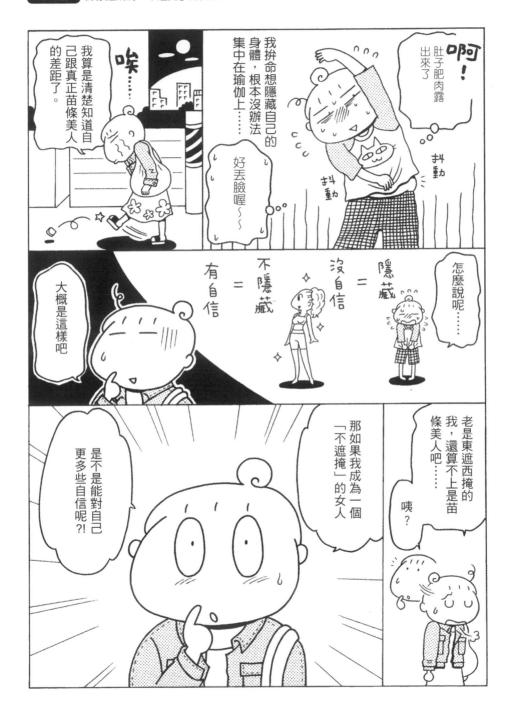

啊！
肚子肥肉露
出來了

抖動

抖動

我拚命想隱藏自己的
身體，根本沒辦法
集中在瑜伽上……

好丟臉喔～～

唉……

我算是清楚知道自
己跟真正苗條美人
的差距了。

怎麼說呢……

隱藏
＝
沒自信

不隱藏
＝
有自信

大概是這樣吧

老是東遮西掩的
我，還算不上是苗
條美人吧……

咦？

那如果我成為一個
「不遮掩」的女人

是不是能對自己
更多些自信呢?!

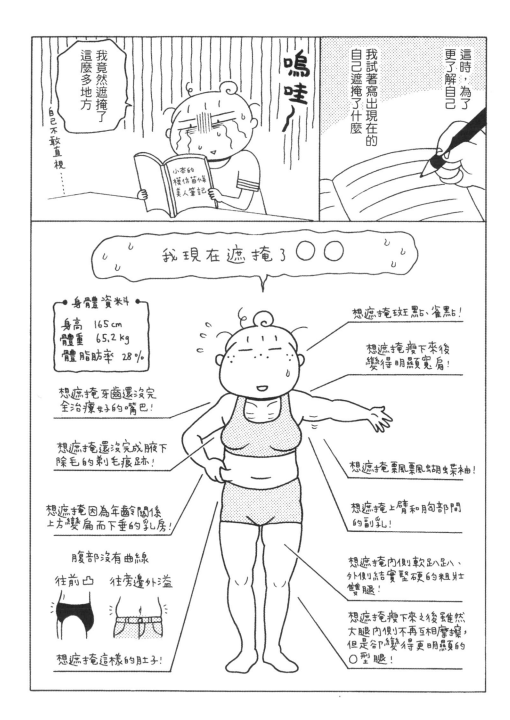

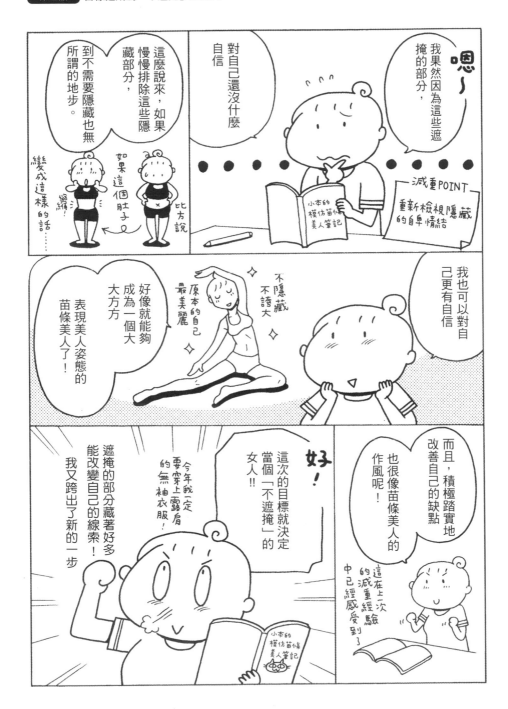

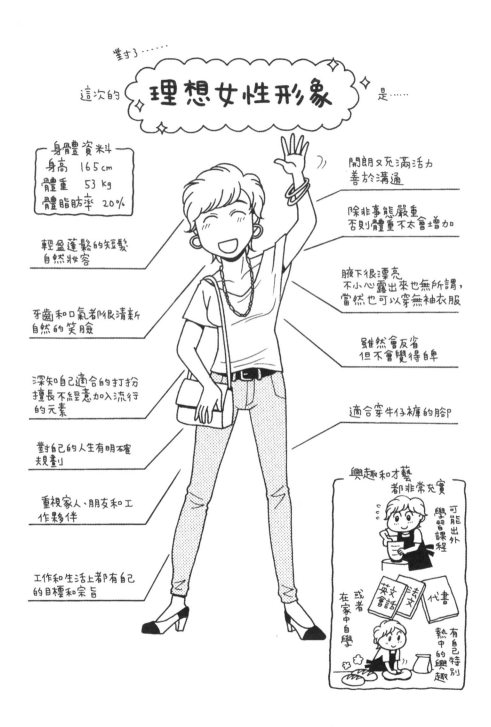

對了……

這次的 **理想女性形象** 是……

身體資料
身高　165cm
體重　53 kg
體脂肪率　20%

輕盈蓬鬆的短髮
自然妝容

牙齒和口氣都很清新
自然的笑臉

深知自己適合的打扮
擅長不經意加入流行
的元素

對自己的人生有明確
規劃

重視家人、朋友和工
作夥伴

工作和生活上都有自己
的目標和宗旨

開朗又充滿活力
善於溝通

除非事態嚴重
否則體重不太會增加

腋下很漂亮
不小心露出來也無所謂,
當然也可以穿無袖衣服

雖然會反省
但不會覺得自卑

適合穿牛仔褲的腳

興趣和才藝
都非常充實

可能出外
學習才課程

英文會話

法文

代書

或者
在家中自學

熱中的興趣

有自己特別
的興趣

【第二章】
## 為什麼會復胖

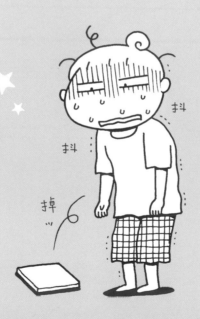

# 原因該不會在週末吧？

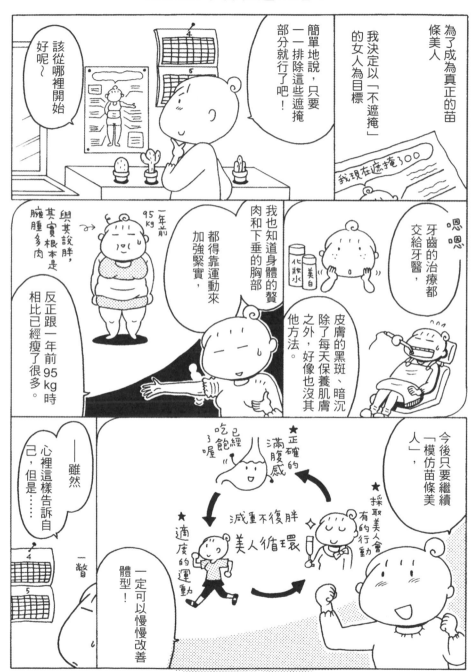

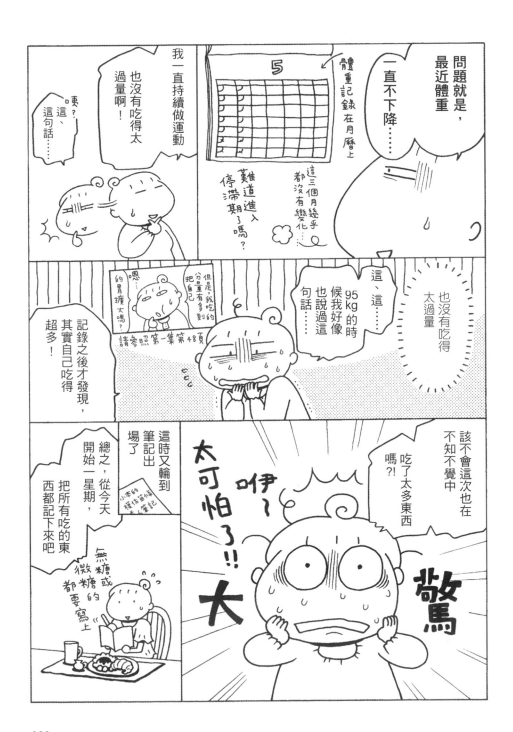

# 食物筆記

這就是一星期的筆記

| | 早餐 | 中餐 | 晚餐 | 點心 |
|---|---|---|---|---|
| 星期一 | 優格、豆漿、香蕉 | 糙米飯糰、煮豆子、燉南瓜、醃蘿蔔、涼拌菠菜、味噌湯 | 鹽烤鯖魚、高麗菜拌昆布、燉南瓜、冷豆腐、煮豆子、350毫升罐裝啤酒一并瓦 | 咖啡 薏仁茶 |
| 星期二 | 優格、豆漿、香蕉 | 吐司披薩、酪梨鮮蝦段沙拉、草莓、蔬菜汁 | 番茄燉雞肉和蔬菜、燙花椰菜、生菜起士烤香菇、350毫升罐裝啤酒一并瓦 | 咖啡 紅茶(加蜂蜜生薑) |
| 星期三 | 優格、豆漿、奇異果 | 貝果(鮭魚和起士)、炸雞塊、草莓 | 棒棒腿、豬豬肝、微辣豆芽、燒賣、燒酒加冰塊2杯 | 咖啡 黑豆茶 |
| 星期四 | 優格、豆漿、奇異果 | 糙米飯糰、涼拌牛蒡、豬豬肝、醃蘿蔔 | 三種生魚片、煮豆子、豆皮、烤茄子、烤香菇、馬鈴薯燉肉、燒酒加冰塊2杯 | 咖啡 薏仁茶 |
| 星期五 | 優格、豆漿、奇異果 | 熱三明治、蔬菜沙拉、牛蒡、蔬菜汁、香蕉 | 〈在居酒屋吃的東西〉串炸、豬豬肉泡菜、花魚、可樂餅、牛蒡脆片、馬鈴薯沙拉、炸雞、生啤酒2杯、烏龍燒酒3杯 | 咖啡 冰淇淋 |
| 星期六 | 沒吃 | 豚骨拉麵、餃子、生啤酒(中)1杯 | 〈在居酒屋吃的東西〉冷豆腐、毛豆、炸雞、春捲、青椒肉絲、炸雞軟骨、小菜、生啤酒3杯、烏龍燒酒3杯 | 仙貝、烤雞、芥末章魚、大阪燒、500毫升罐裝啤酒2瓶 |
| 星期日 | 沒吃 | 迴轉壽司(5盤)、茶碗蒸、生啤酒(中)1杯 | 〈在熟食店買回來的!〉碎肉餅、螃蟹奶油餅、海鮮丼、魚有魚罐頭、500毫升罐裝啤酒1并瓦、350毫升罐裝氣泡酒瓶 | 蛋糕、奶茶、巧克力冰淇淋、醃製海鮮、仙貝、豬豬肝、500毫升啤酒x2 |

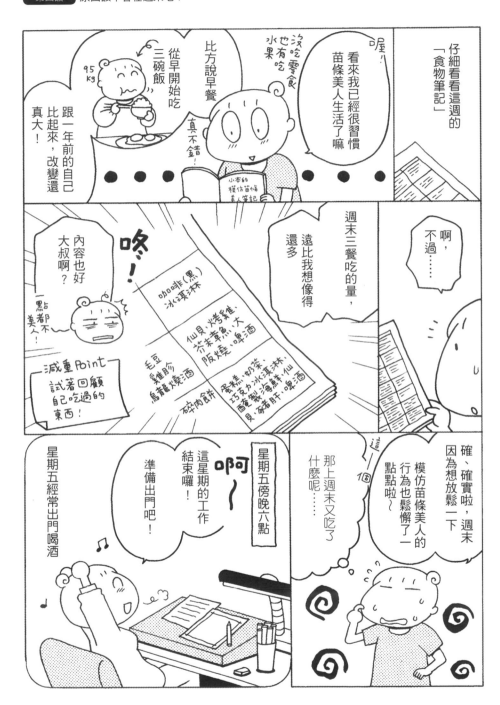

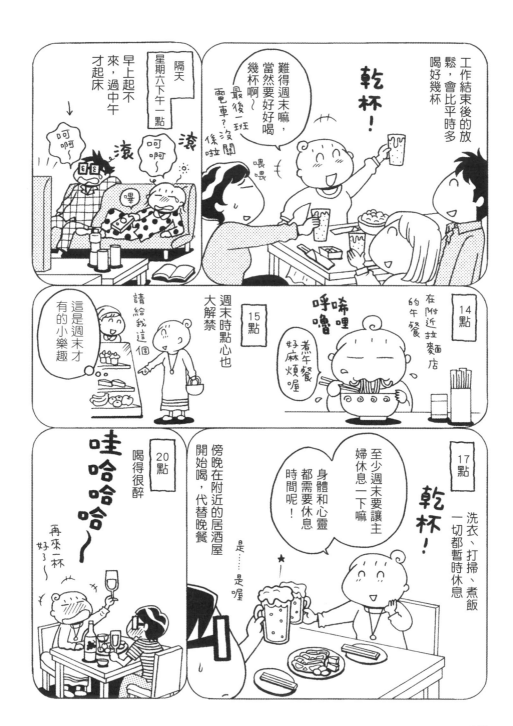

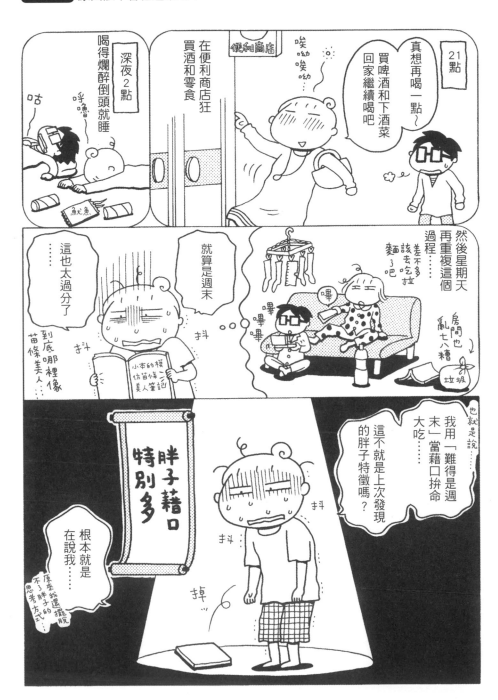

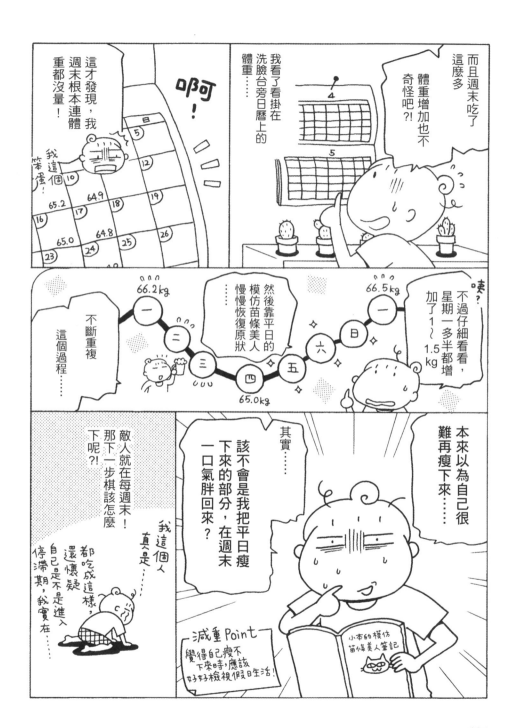

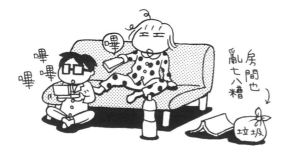

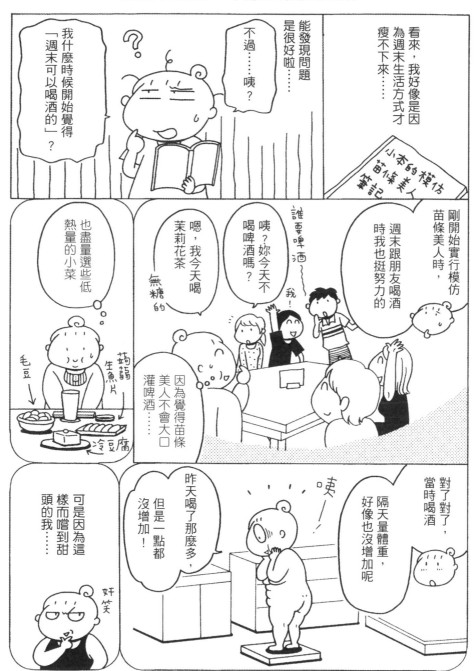

# 第五話

# 有生以來第一次假日晨型生活

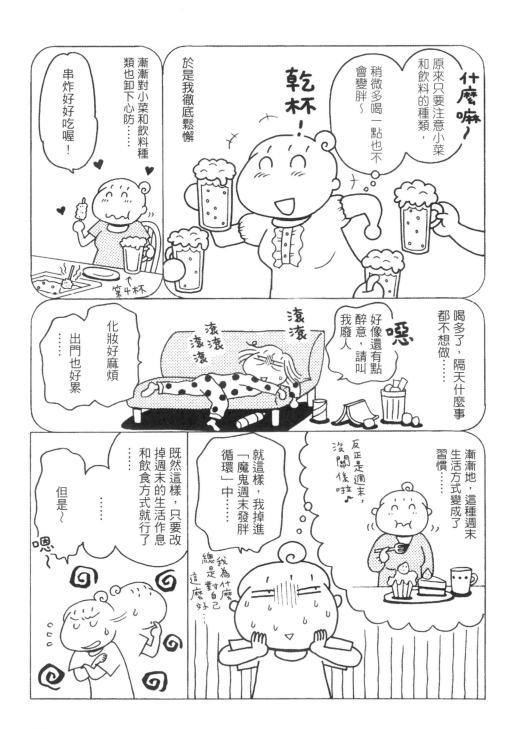

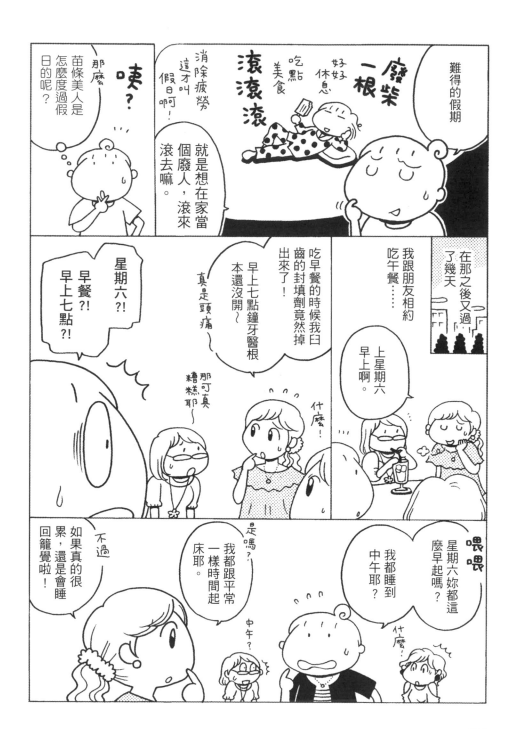

難得的假期

吃點美食
好好休息
滾滾滾
廢柴一根

消除疲勞這才叫假日啊！

就是想在家當個廢人，滾來滾去嘛。

咦？

那麼苗條美人是怎麼度過假日的呢？

在那之後又過了幾天

我跟朋友相約吃午餐……

上星期六早上啊。

吃早餐的時候我臼齒的封填劑竟然掉出來了！

早上七點鐘牙醫根本還沒開～

真是頭痛

那可真糟糕耶～

星期六?!

早餐?!
早上七點?!

什麼！

喂喂

星期六妳都這麼早起嗎？
我都睡到中午耶？

什麼！

是嗎？
我都跟平常一樣時間起床耶。

中午？

不過

如果真的很累，還是會睡回籠覺啦！

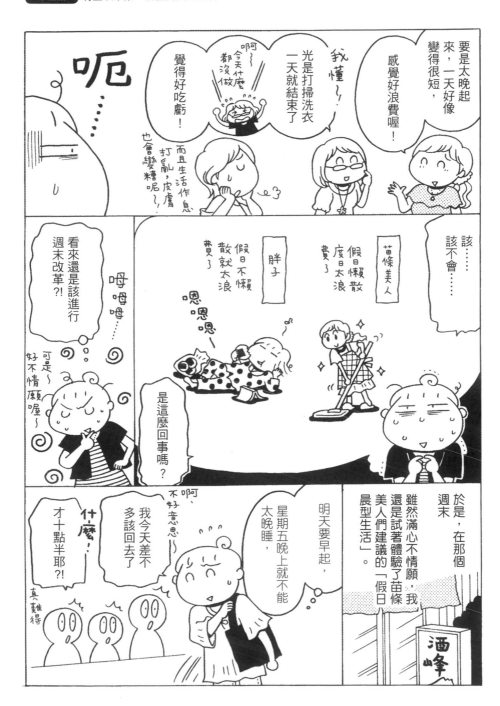

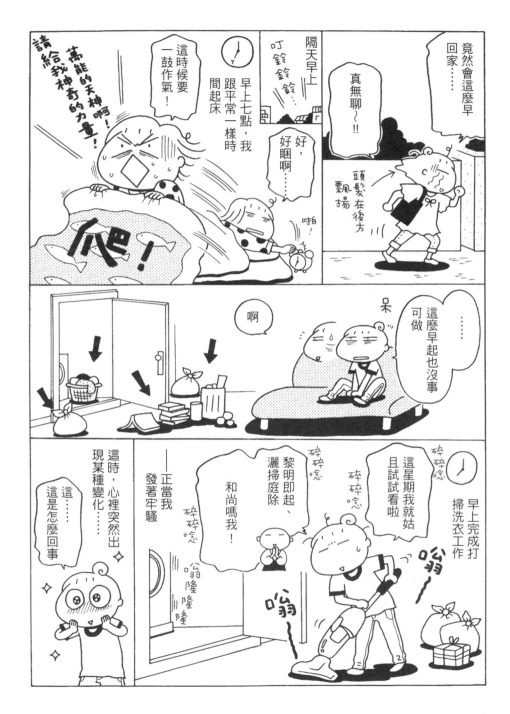

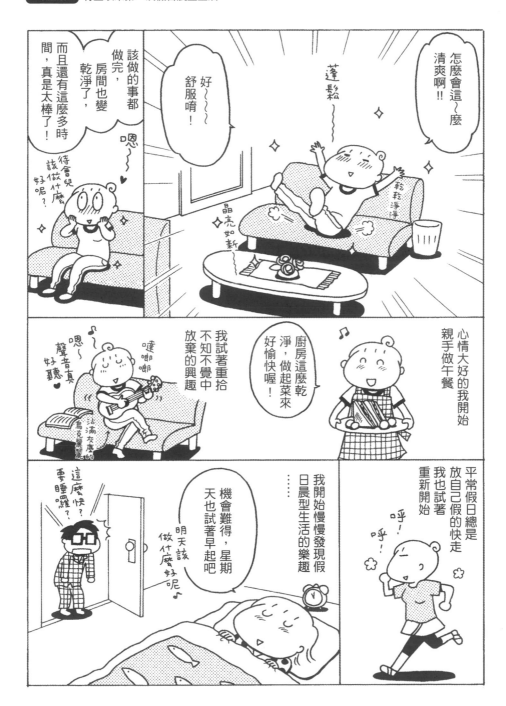

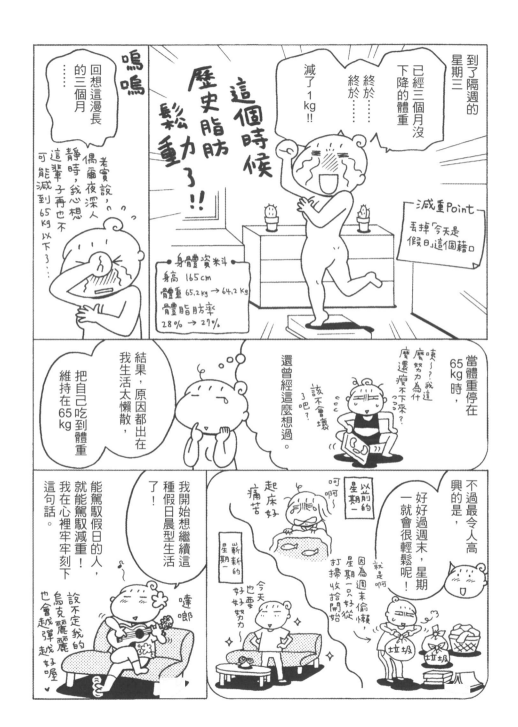

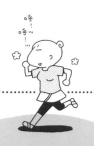

## 模仿苗條美人的減重訣竅

# Q & A

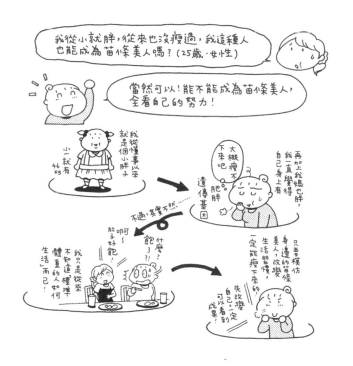

# 第六話

# 容易復胖的人有什麼特徵？

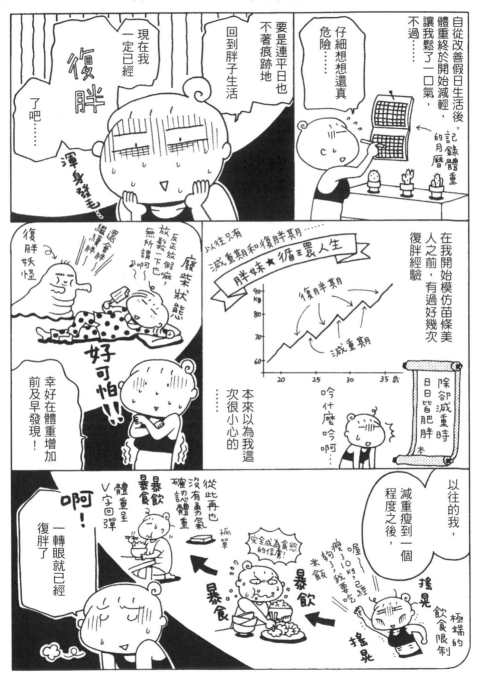

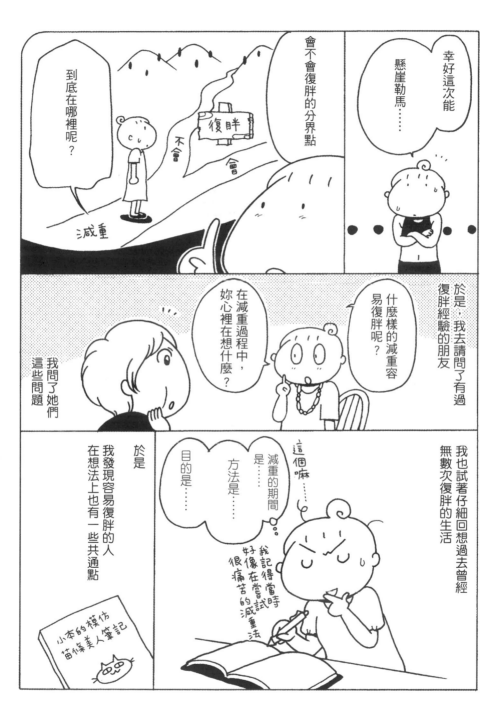

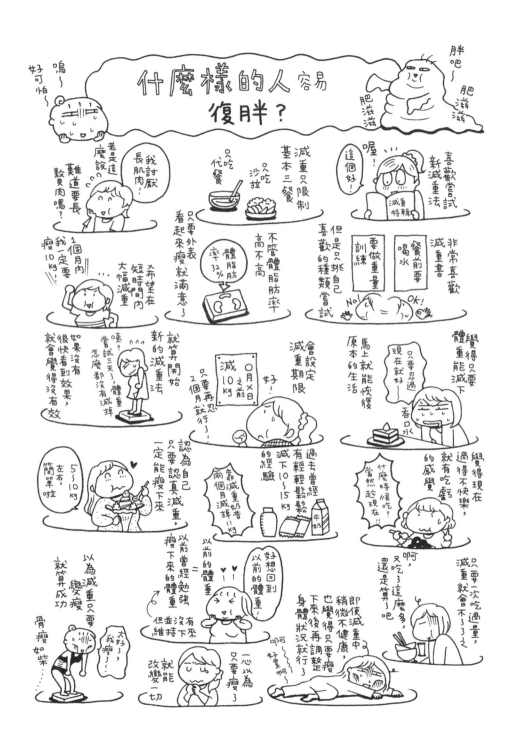

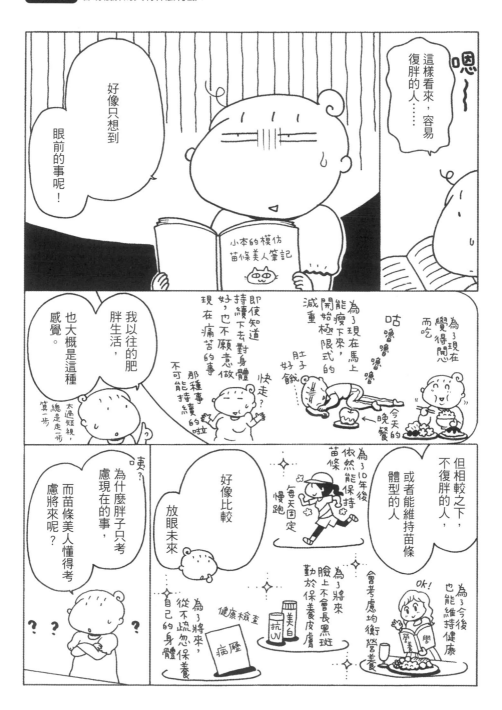

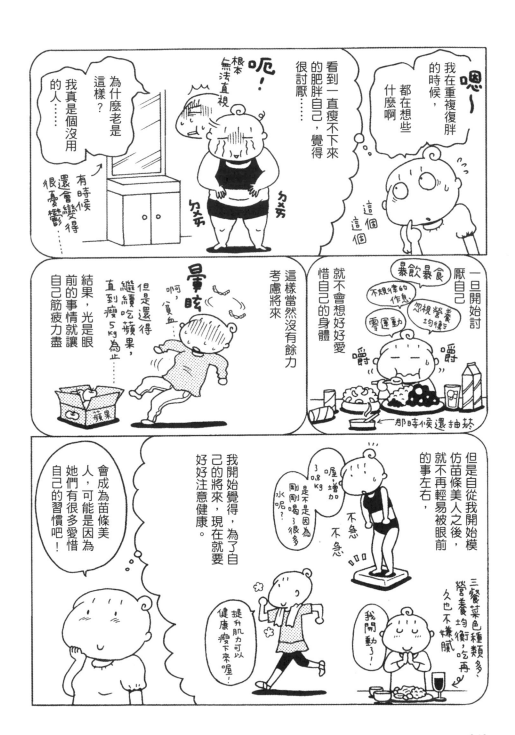

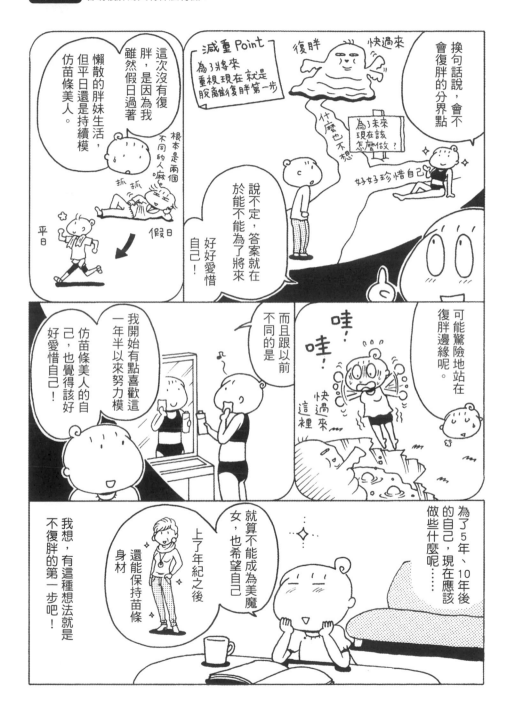

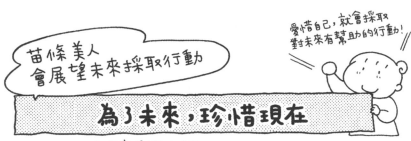

苗條美人
會展望未來採取行動

愛惜自己，就會採取
對未來有幫助的行動！

# 為了未來，珍惜現在

習慣這種想法之後，
除了減重之外還有這麼多好處喔！

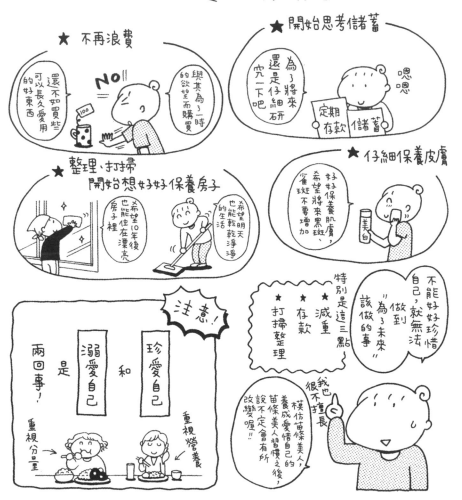

★ 不再浪費

還不如買些可以長久愛用的好東西

NO!!

與其為了一時的欲望而購買

★ 開始思考儲蓄

為了將來還是仔細研究一下吧

嗯嗯

定期存款 儲蓄

★ 整理、打掃
開始想好好保養房子

希望明天也能乾淨的生活

希望10年後也能住在漂亮房子裡

★ 仔細保養皮膚

好好保養肌膚，希望將來黑斑雀斑不要增加

美白

注意!

溺愛自己 和 珍愛自己
是
兩回事!

重視分量

重視營養

特別是這三點
★ 打掃整理
★ 存款
★ 減重

不能好好珍惜自己，就無法做到"為了未來"該做的事

我也不擅長

模仿苗條美人的養成愛惜自己的苗條美人習慣之後，說不定會有所改變喔!!

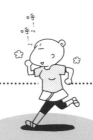

## 模仿苗條美人的減重訣竅
# Q & A

我聽說「大幅減重皮膚會下垂」，我不想讓皮膚下垂或是出現明顯橘皮
小本減了30kg，難道沒有下垂嗎？(33歲·女性)

我想可能會有個人差異，不過我自己幾乎沒有下垂現象，也沒出現橘皮！

可能是因為我做了這些，才沒有橘皮和下垂吧……

花了1年9個月，慢慢瘦下來

快走！
持續有運動

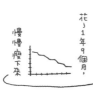

做好保溼，確保不乾燥
緊繃
肚子
大腿
屁股

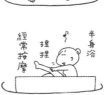

經常按摩
捏捏
半身浴

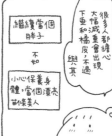

很多人都擔心大幅減重會出現下垂和橘皮，不過與其

繼續當個胖子

不如

小心保養身體，當個漂亮苗條美人

不覺得這樣比較好嗎？

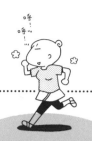

# 模仿苗條美人的減重訣竅

# Q & A

我看過減肥門診，但還是瘦不下來！
明明沒有暴飲暴食還是很胖，
我到底要怎樣才能瘦下來!? (34歲·女性)

就算沒有暴飲暴食，會不會其實活動量過少，
或者食量足以維持肥胖呢？
試著客觀檢討一下自己的生活吧！

我明明沒吃那麼多啊……　這是最大的陷阱！

吃同樣的熱量
有人會胖，有人不會胖

明明沒吃那麼多，但是對自己的
身體來說，有可能熱量已經超標

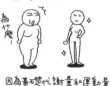

為什麼！

因為基礎代謝量和運動量
的不同

切換到苗條美人的
飲食和運動模式吧！

拋棄這種
成見和藉口

我明明沒吃
那麼多啊！

★ 寫給看過肥胖門診卻瘦不下來的人
　建議可以和醫生商量，是不是要更精微控制攝取
熱量，或者增加運動量，如果認為醫生的治
療方針跟自己不適合，轉院或許也是個好方法。

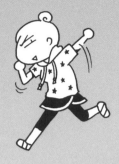

## 第三章

邁向下一階段的苗條美人！

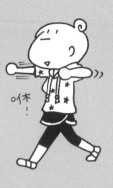

咻！

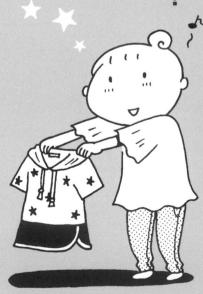

# 第七話

# 重新檢討快走方法

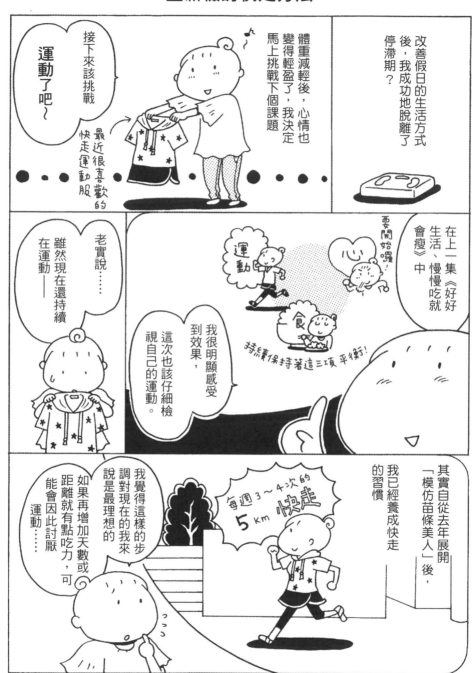

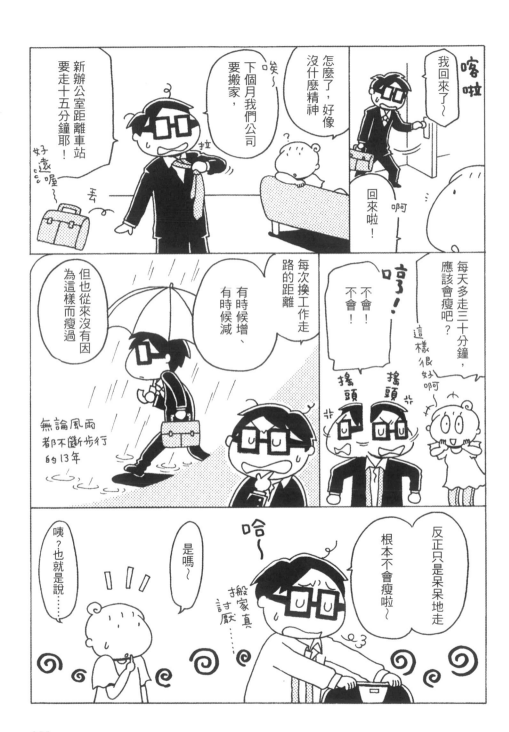

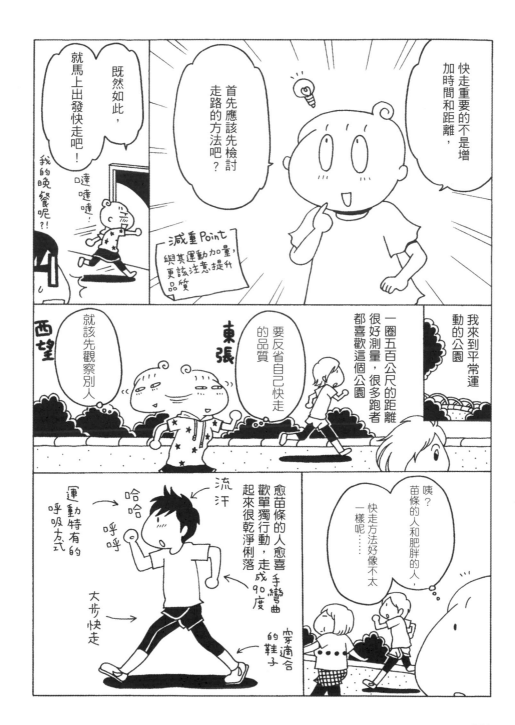

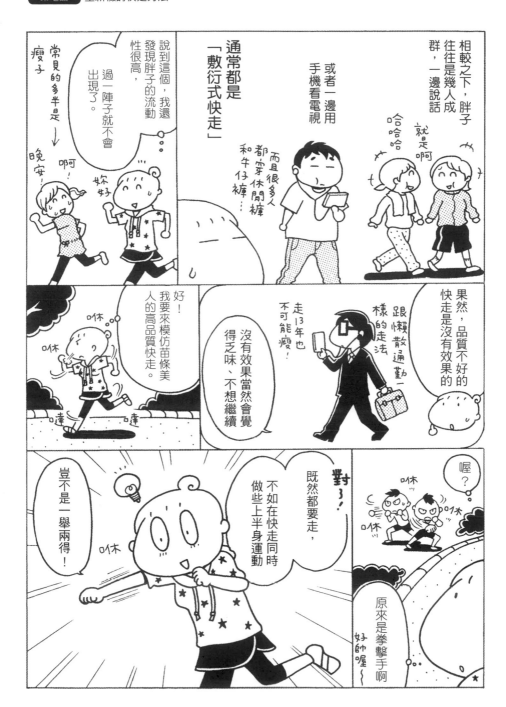

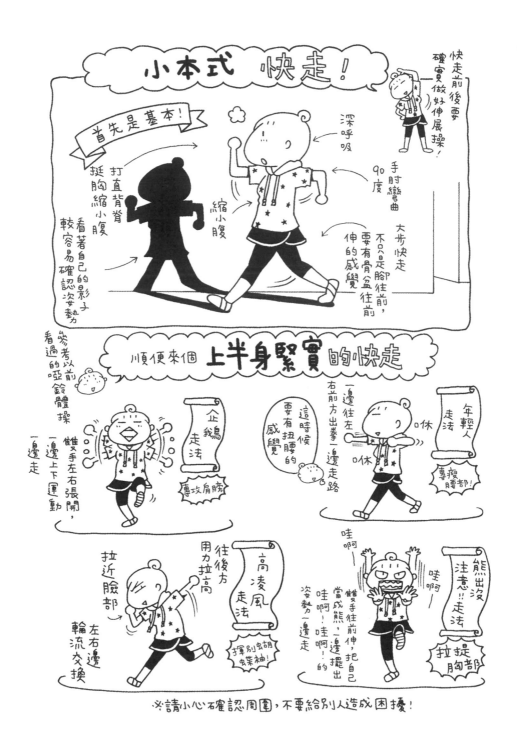

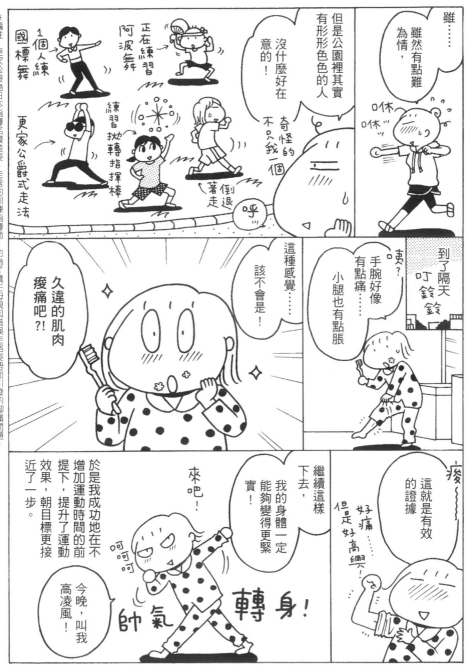

雖……雖然有點難為情，

但是公園裡其實有形形色色的人

沒什麼好在意的！

奇怪的不只我一個

1個人練國標舞

正在練習阿波舞

練習拋轉指揮棒

練習轉指揮棒

倒著走退

呼

更家公爵式走法

到了隔天 叮鈴鈴

咦？手腕好像有點痛……小腿也有點脹

這種感覺……該不會是！

久違的肌肉痠痛吧?!

痠——

這就是有效的證據

好痛……但是好高興！

繼續這樣下去，我的身體一定能夠變得更緊實！

來吧！

呵呵呵

轉身！

帥氣

今晚，叫我高凌風！

於是我成功地在不增加運動時間的前提下，提升了運動效果，朝目標更接近了一步。

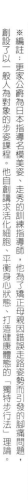

※編註：更家公爵為日本指導名模美姿、走秀的訓練名指導師，他為了矯正母親因錯誤走路姿勢而引發的腳痛問題，創設了以一般人為對象的步姿課程。他自創講求活化細胞、平衡身心狀態、打造健康體態的「獨特步行法」理論。

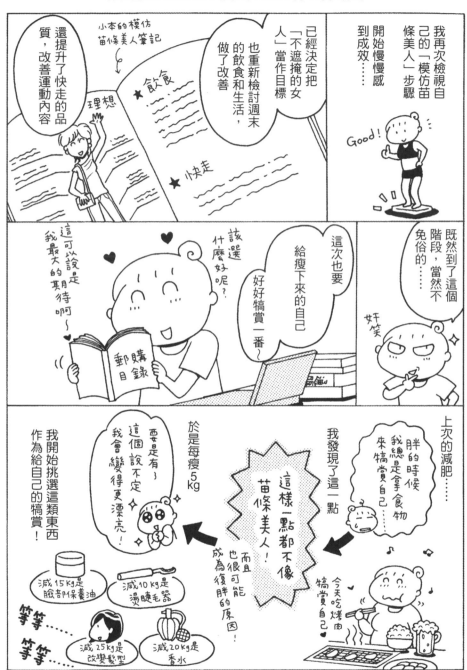

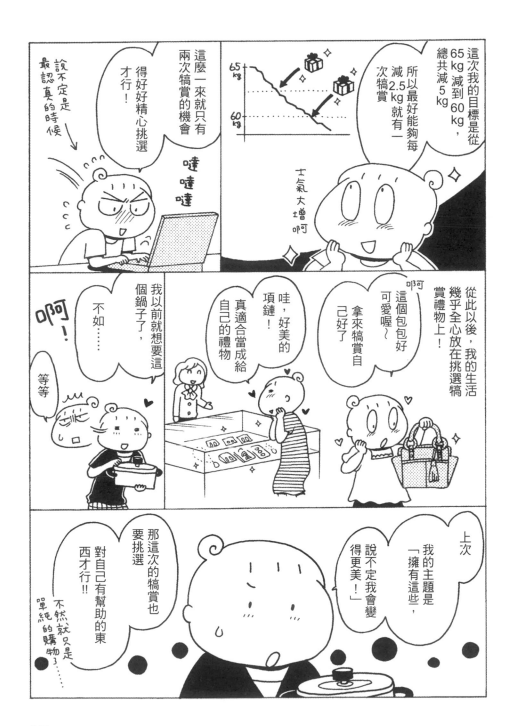

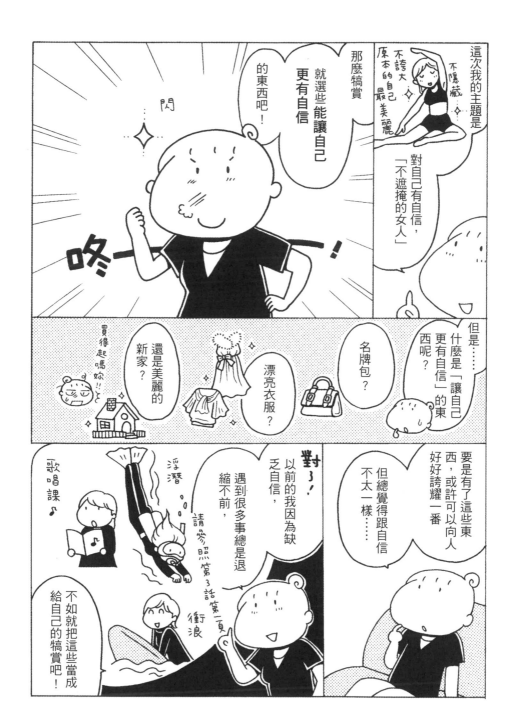

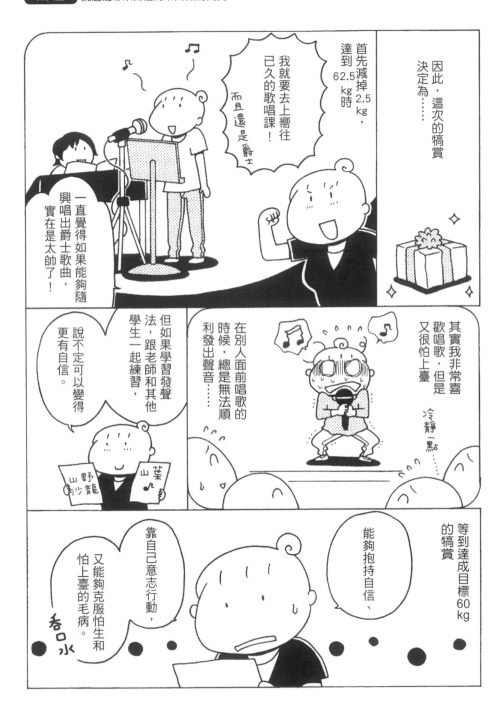

因此，這次的犒賞決定為……

首先減掉2.5kg，達到62.5kg時，

我就要去上嚮往已久的歌唱課！

而且還是爵士

一直覺得如果能夠隨興唱出爵士歌曲，實在是太帥了！

其實我非常喜歡唱歌，但是又很怕上臺

冷靜一點……

在別人面前唱歌的時候，總是無法順利發出聲音……

但如果學習發聲法，跟老師和其他學生一起練習，

說不定可以變得更有自信。

山野沙龍

山葉

等到達成目標60kg的犒賞

能夠抱持自信、

靠自己意志行動，

又能夠克服怕生和怕上臺的毛病。

吞口水

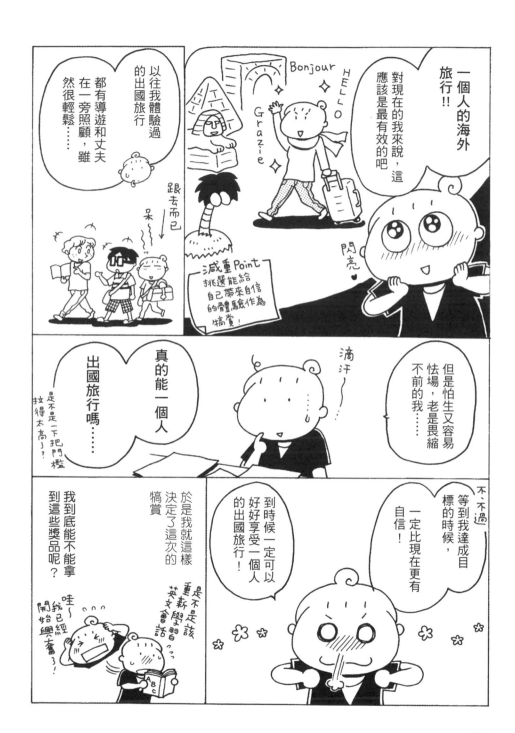

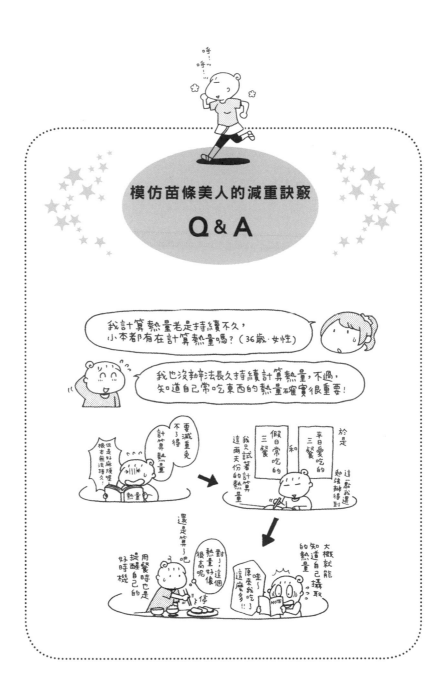

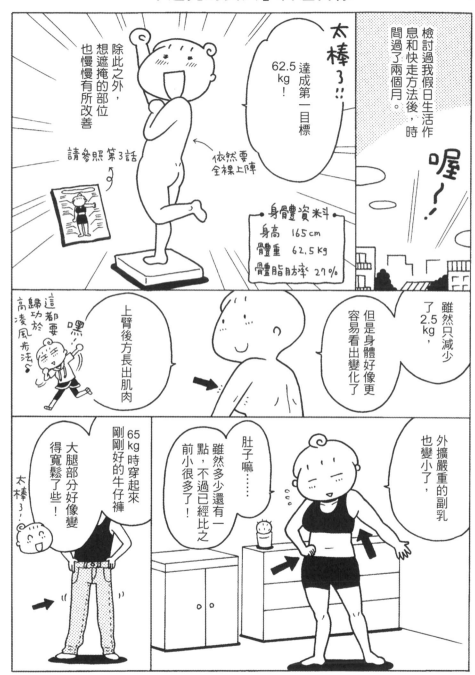

# 第九話

# 「不遮掩的女人」終極目標

檢討過我假日生活作息和快走方法後,時間過了兩個月。

喔~!!

太棒了!!

達成第一目標 62.5 kg!

除此之外,想遮掩的部位也慢慢有所改善

依然要全裸上陣

請參照第3話

・身體資料・

身高 165 cm
體重 62.5 kg
體脂肪率 27%

雖然只減少了2.5 kg,

但是身體好像更容易看出變化了

這都要歸功於高凌風步活☆

上臂後方長出肌肉

外擴嚴重的副乳也變小了,

肚子嘛……雖然多少還有一點,不過已經比之前小很多了!

65 kg時穿起來剛剛好的牛仔褲

大腿部分好像變得寬鬆了些!

太棒了!!

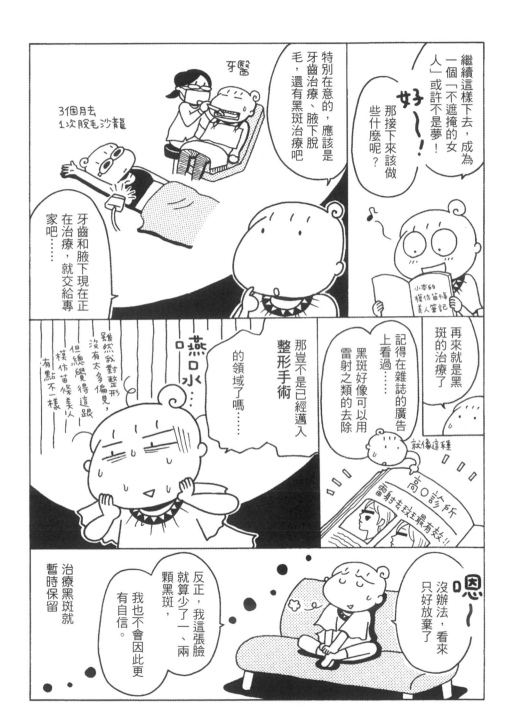

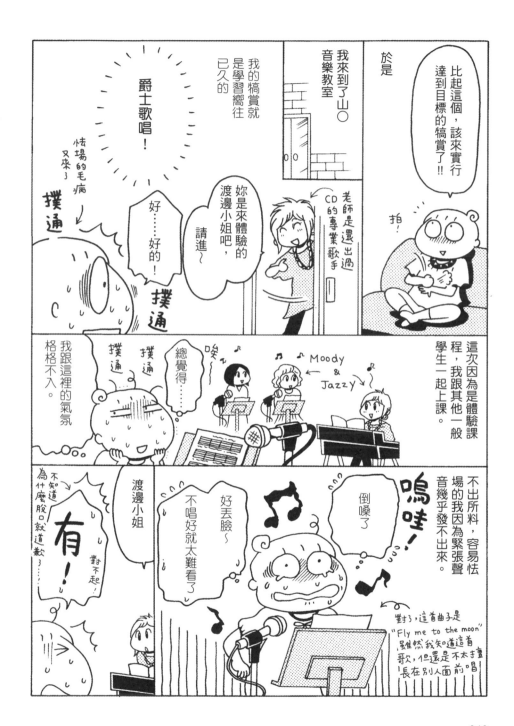

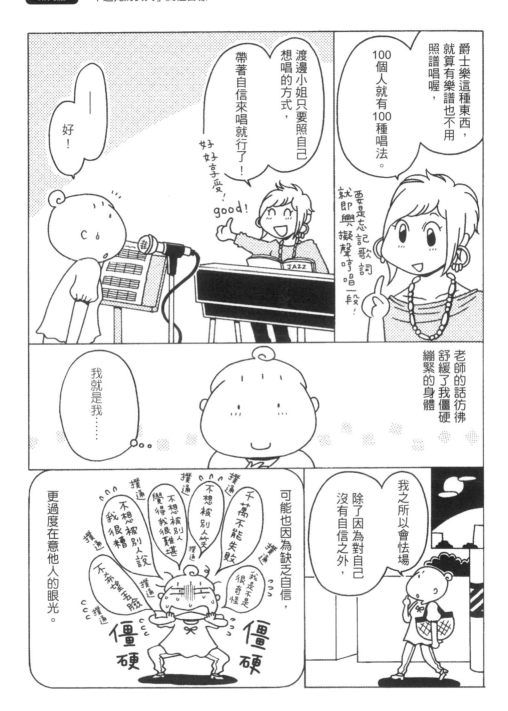

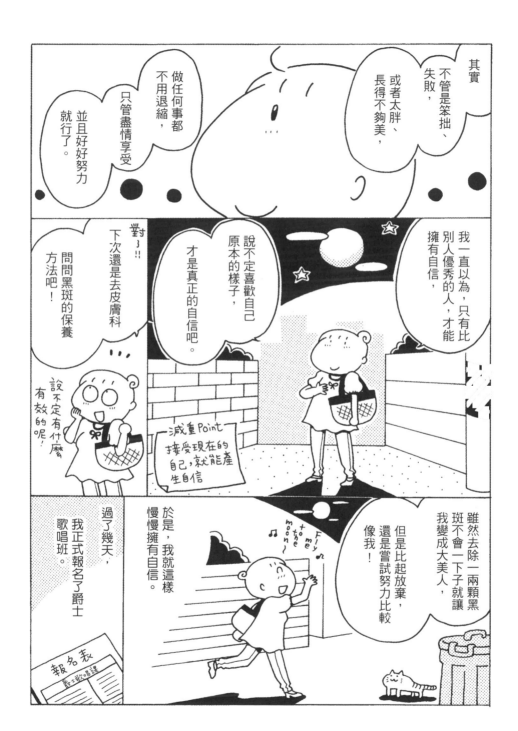

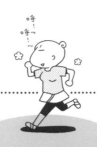

## 模仿苗條美人的減重訣竅
## Q & A

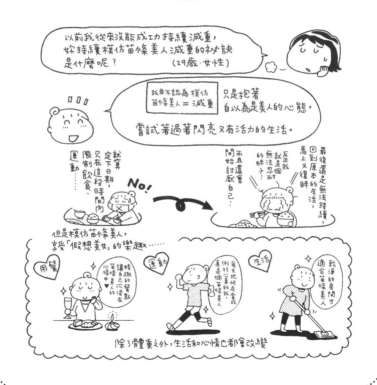

以前我從來沒能成功持續減重，妳持續模仿苗條美人減重的祕訣是什麼呢？（29歲·女性）

我並不認為模仿苗條美人＝減重，只是抱著自以為是美人的心態，嘗試著過著閃亮又有活力的生活。

就算定下日期，只在這段時間內限制飲食、運動……

No!

而且還會開始討厭自己！

反正我就是個胖子！

無法忍耐馬上又復胖

最後還是無法持續，回到原本的生活？

但是模仿苗條美人，享受「假想美女」的樂趣……

用餐

精緻的餐點讓自己沉浸在苗條美人的心情當中

運動

每天把快走當成例行「公事」的我也是個「苗條美人」

生活

乾淨的房間才適合苗條美人

除了體重之外，生活和心情也都會改變

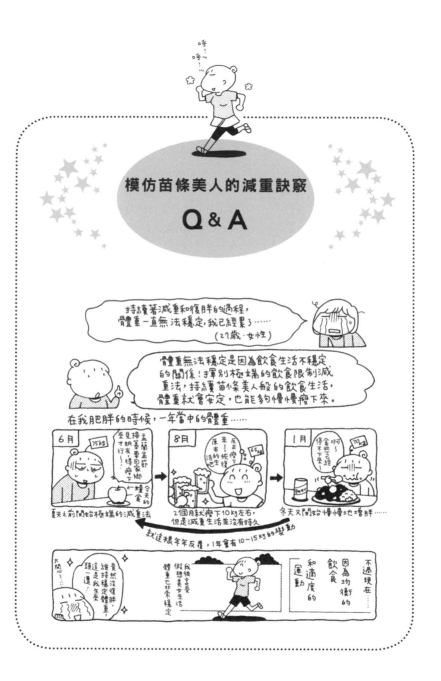

模仿苗條美人的減重訣竅

# Q & A

持續著減重和復胖的過程，體重一直無法穩定，我已經累了……
(27歲·女性)

體重無法穩定是因為飲食生活不穩定的關係：揮別極端的飲食限制減重法，持續苗條美人般的飲食生活，體重就會安定，也能夠慢慢瘦下來。

在我肥胖的時候，一年當中的體重……

6月
75kg
孟蘭盆節掃墓要回家鄉見朋友，得瘦下來才行呀！
今天的輕食
夏天之前開始極端的減重法

8月
來～乾杯！
反正瘦了，恢復原本活動吧
65kg
2個月就瘦下10kg左右，但是減重生活並沒有持久

1月
呀！食慾已經停不下來了
70kg
Beer
冬天又開始慢慢地增胖……

就這樣年年反覆，1年會有10～15kg的變動

太開心了～
竟然沒復胖，維持穩定體重，這是我頭一遭
我很享受假想美女生活，體重也非常穩定
不過現在因為均衡的飲食和適度的運動

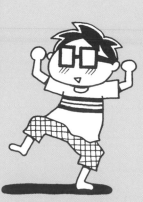

【第四章】

# 瘦了之後的種種發現

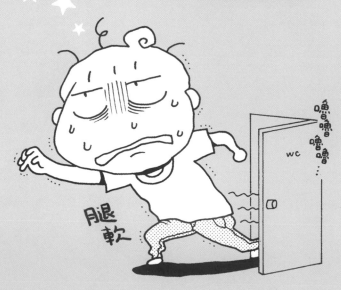

腿軟

WC

嚕嚕嚕嚕

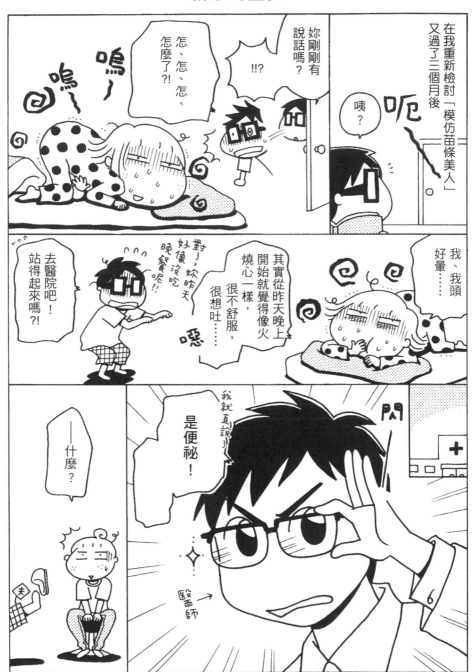

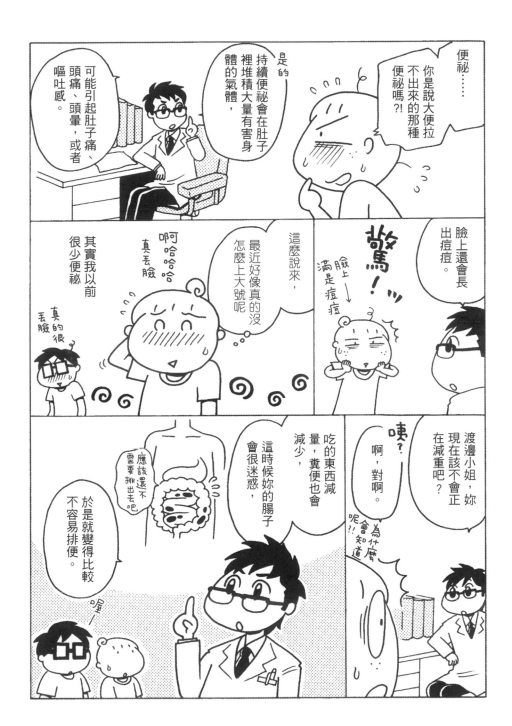

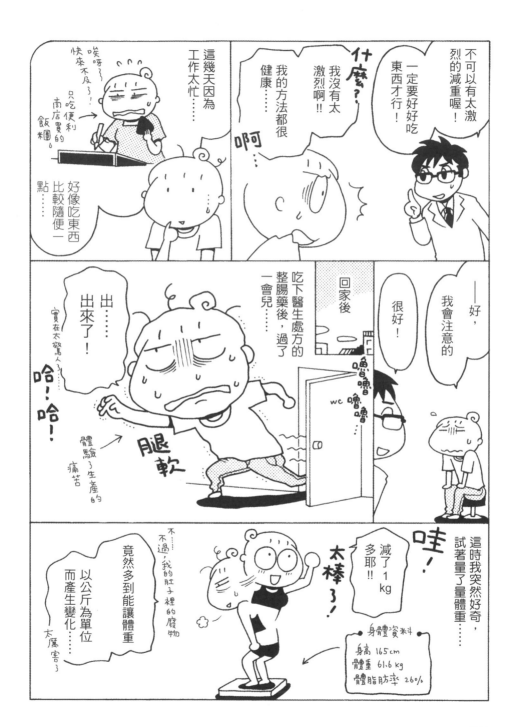

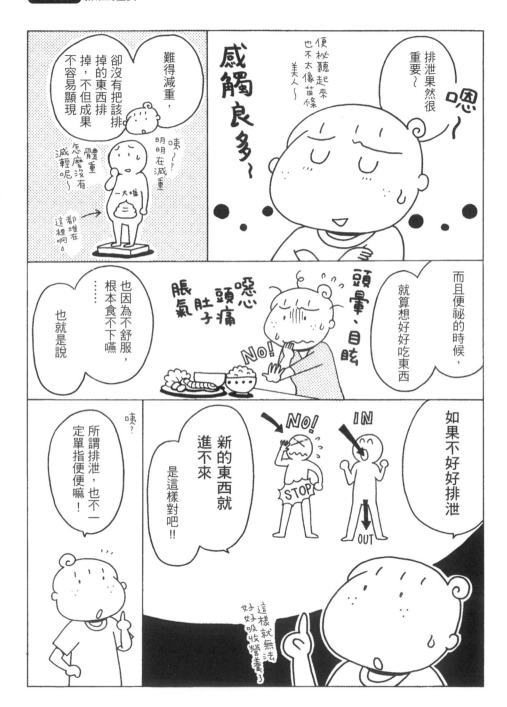

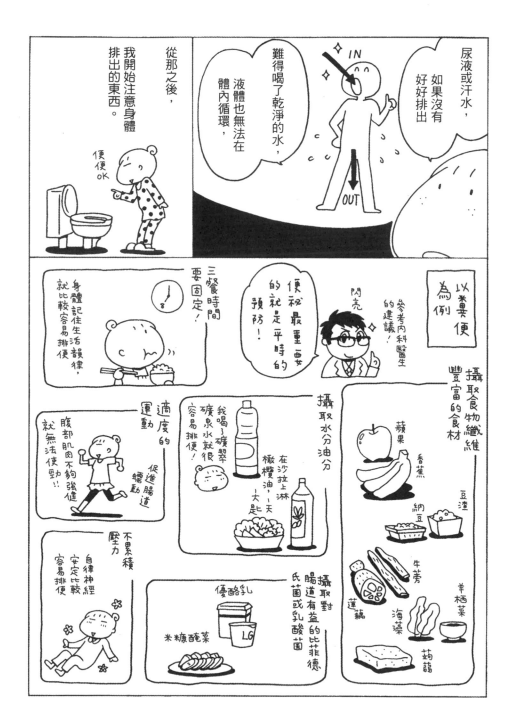

尿液或汗水，如果沒有好好排出

難得喝了乾淨的水，液體也無法在體內循環，

IN

OUT

從那之後，我開始注意身體排出的東西。

便便OK

以要便為例

參考內科醫生的建議！

閃亮

便祕最重要的就是平時的預防！

三餐時間要固定

身體記住生活韻律，就比較容易排便，

適度的運動

促進腸道蠕動

腹部肌肉不夠強健，就無法使勁！！

攝取水分油分

我喝了礦翠礦泉水就很容易排便！

在沙拉上淋橄欖油，一天一大匙

攝取豐富的食材

攝取食物纖維

蘋果

香蕉

豆渣

納豆

牛蒡

羊栖菜

蓮藕

海藻

蒟蒻

不累積壓力

自律神經安定比較容易排便

攝取對腸道有益的比菲德氏菌或乳酸菌

優酪乳

米糠醃菜

LG

078

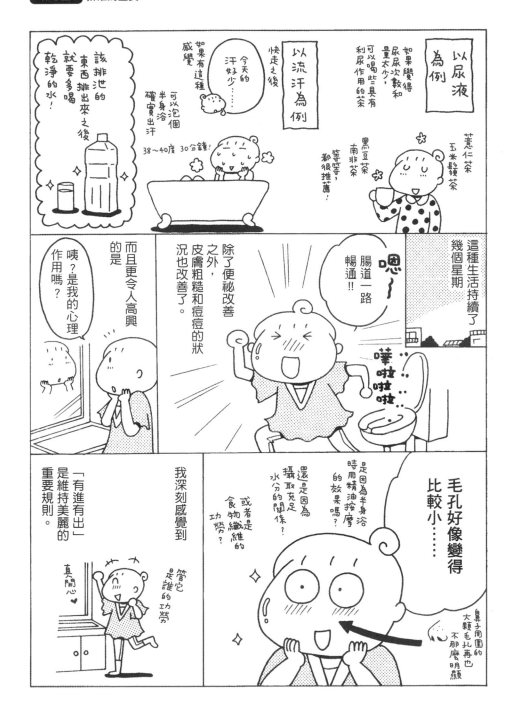

# 第十一話

## 壓力真的會導致飲食過量？

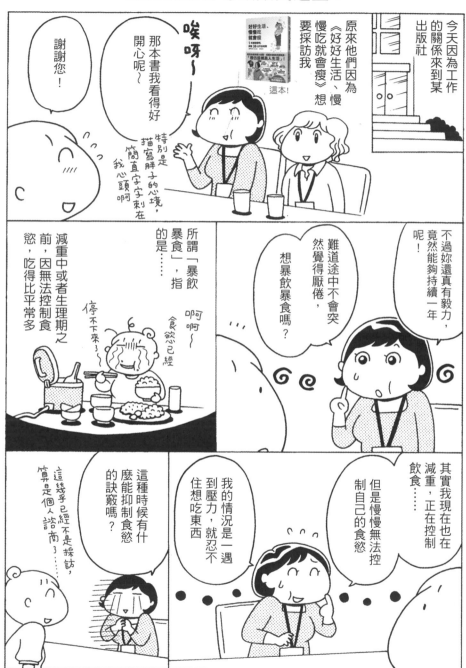

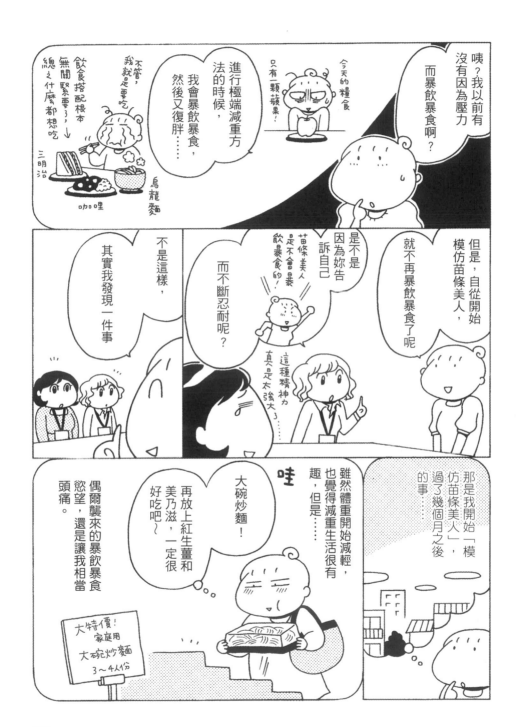

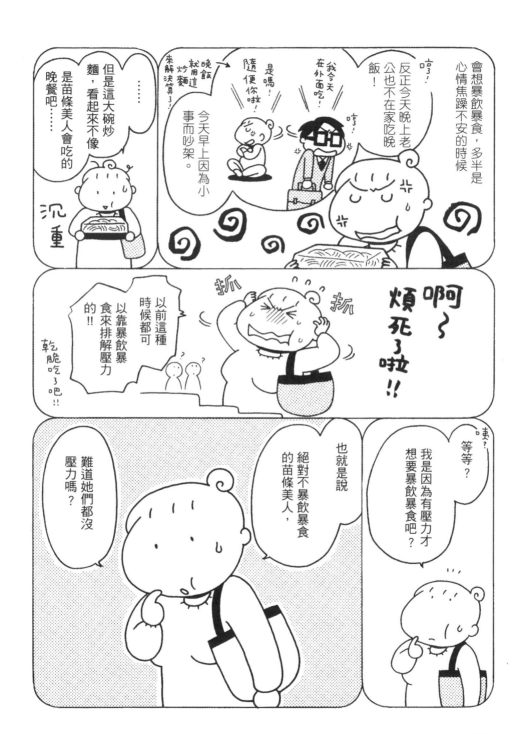

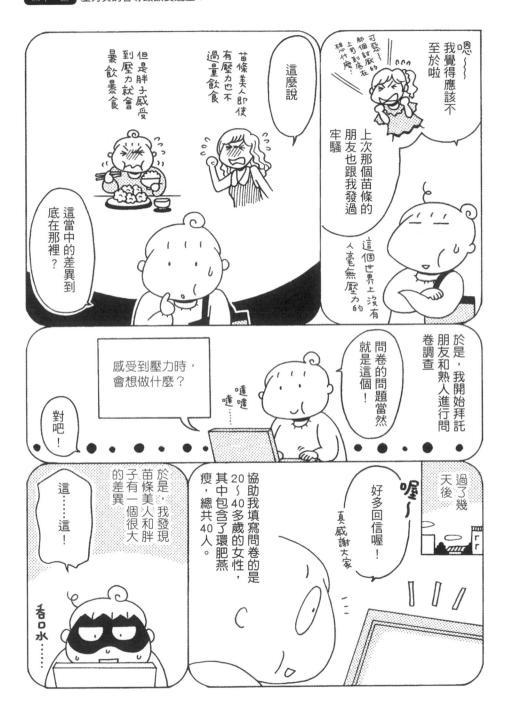

嗯～～我覺得應該不至於啦

可惡～那個計厭的上司到底在想什麼。

上次那個苗條的朋友也跟我發過牢騷

這個世界上沒有人毫無壓力的

這麼說

苗條美人即使有壓力也不過量飲食

但是胖子感受到壓力就會暴飲暴食

這當中的差異到底在那裡？

於是，我開始拜託朋友和熟人進行問卷調查

問卷的問題當然就是這個！

感受到壓力時，會想做什麼？

嘻嘻……

對吧！

過了幾天後

喔～

好多回信喔！

真感謝大家

協助我填寫問卷的是20～40多歲的女性，其中包含了環肥燕瘦，總共40人。

於是，我發現苗條美人和胖子有一個很大的差異

這……這！

吞口水……

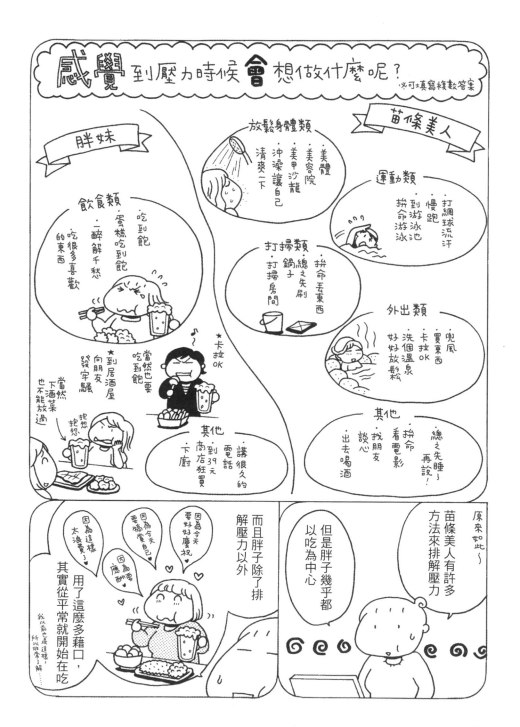

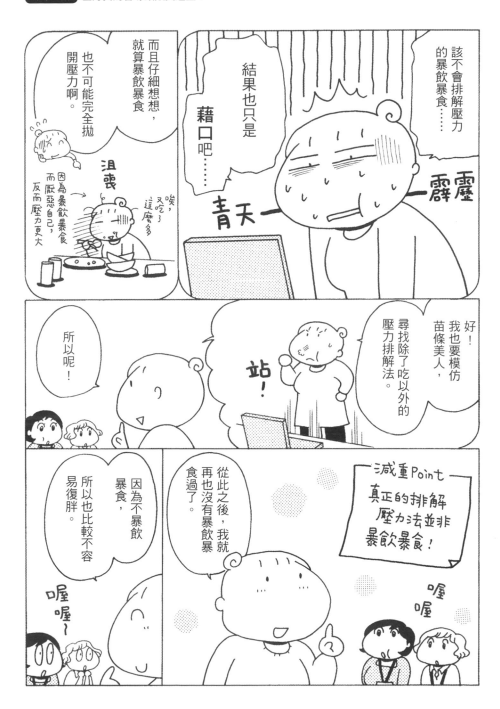

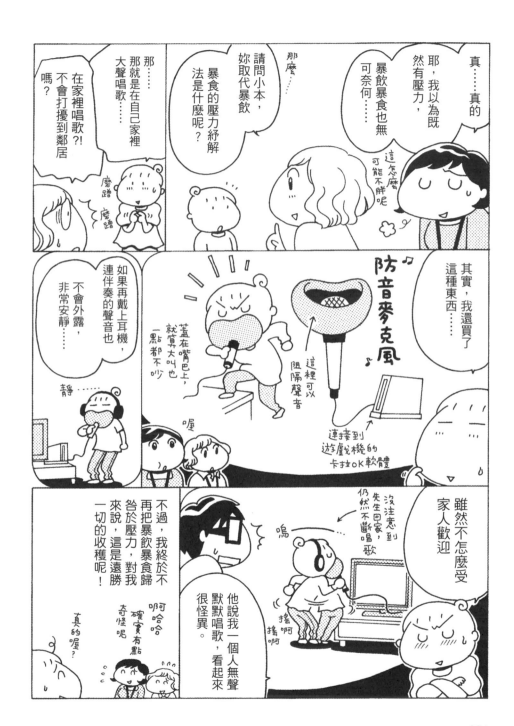

真……真的

耶，我以為既然有壓力，暴飲暴食也無可奈何……

這怎麼可能不胖呢

那麼……

請問小本，妳取代暴飲暴食的壓力紓解法是什麼呢？

那……那就是在自己家裡大聲唱歌……

在家裡唱歌？！不會打擾到鄰居嗎？

磨蹭 磨蹭

其實，這種東西，我還買了

防音麥克風

蓋在嘴巴上，就算大叫也一點都不吵

喔

這裡可以阻隔聲音

連接到遊戲機的卡拉OK軟體

如果再戴上耳機，連伴奏的聲音也不會外露，非常安靜……

靜……

雖然不怎麼受家人歡迎

沒注意到先生回家，仍然不斷唱歌

嗚

搖啊 搖啊

他說我一個人無聲默默唱歌，看起來很怪異。

不過，我終於不再把暴飲暴食歸咎於壓力，對我來說，這是遠勝一切的收穫呢！

呵哈哈

確實有點奇怪呢

真的喔？

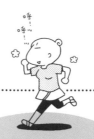

## 模仿苗條美人的減重訣竅

# Q & A

瘦下來之後最大的改變是什麼？
還有什麼讓妳最開心？（31歲·女性）

能夠挑戰新事物讓我覺得
非常高興，最開心的
就是聽見別人說「妳瘦了耶」！

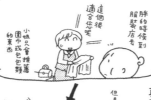

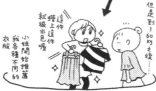

第十二話

# 自己瘦了，家人也會變瘦

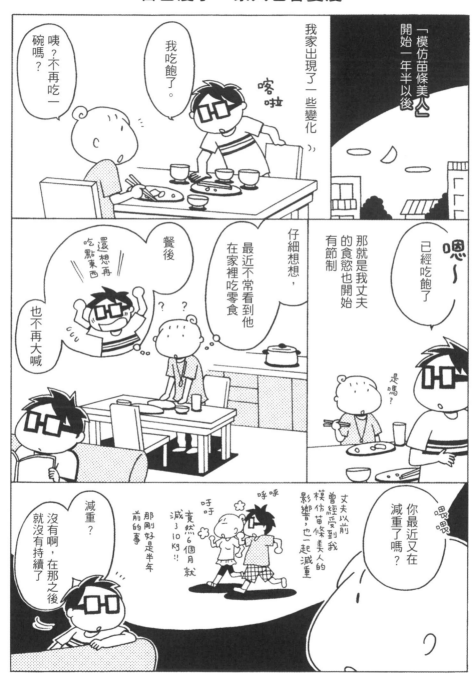

「模仿苗條美人」開始一年半以後

我家出現了一些變化⋯⋯

喀啦

我吃飽了。

咦？不再吃一碗嗎？

已經吃飽了

嗯～

是嗎？

那就是我丈夫的食慾也開始有節制

仔細想想，最近不常看到他在家裡吃零食

餐後

還想再吃點東西

？ ？

也不再大喊

你最近又在減重了嗎？

嗯嗯

丈夫以前曾經受到我模仿苗條美人的影響，也一起減重

減重？沒有啊，在那之後就沒有持續了

那剛好是半年前的事

竟然6個月就減了10kg!!

呼呼

呼吁

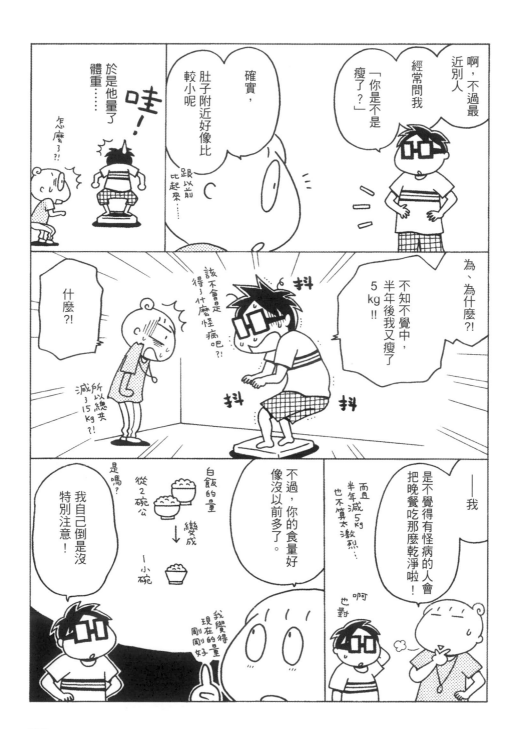

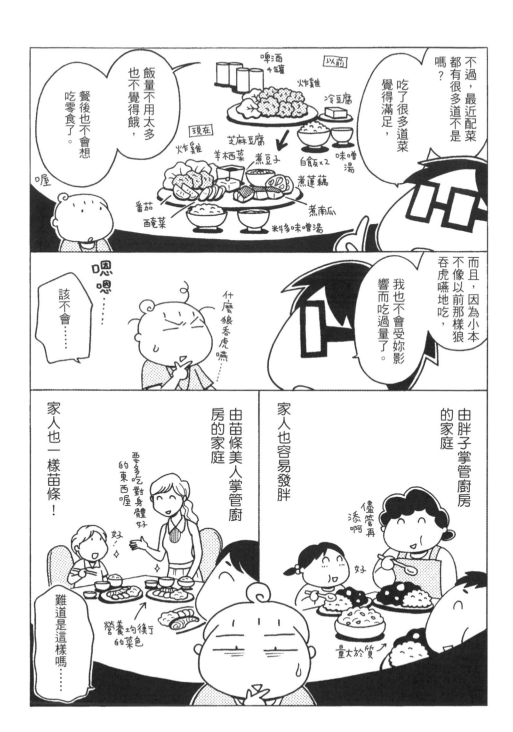

090

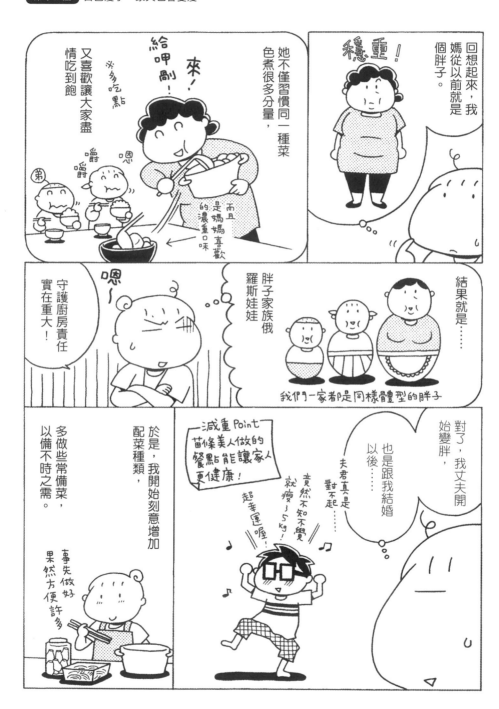

回想起來，我媽從以前就是個胖子。

穩重！

她不僅習慣同一種菜色煮很多分量，又喜歡讓大家盡情吃到飽

來！

給呷剩！

多吃點

嗯

嚼嚼

弟

而且是媽媽喜歡的濃重口味

結果就是……

胖子家族俄羅斯娃娃

我們一家都是同樣體型的胖子

守護廚房責任實在重大！

嗯～

對了，我丈夫開始變胖，也是跟我結婚以後……

夫君真是對不起……

竟然不知不覺就瘦～5kg！

超幸運喔！

於是，我開始刻意增加配菜種類，

多做些常備菜，以備不時之需。

減重Point
苗條美人做的餐點能讓家人更健康！

事先做好果然方便許多

091

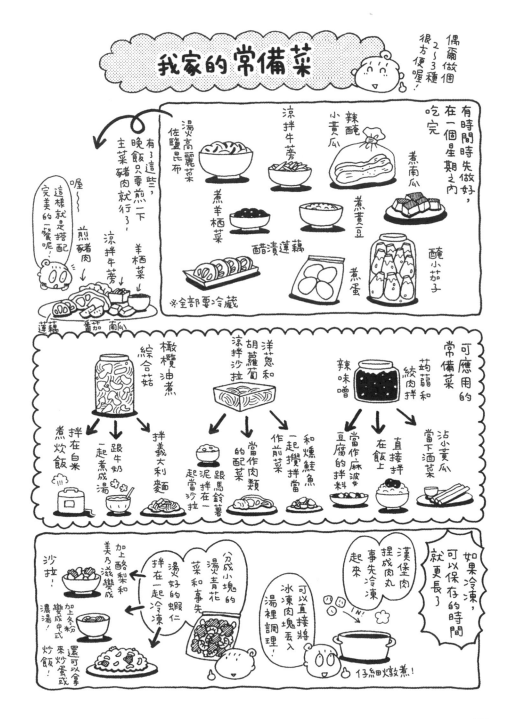

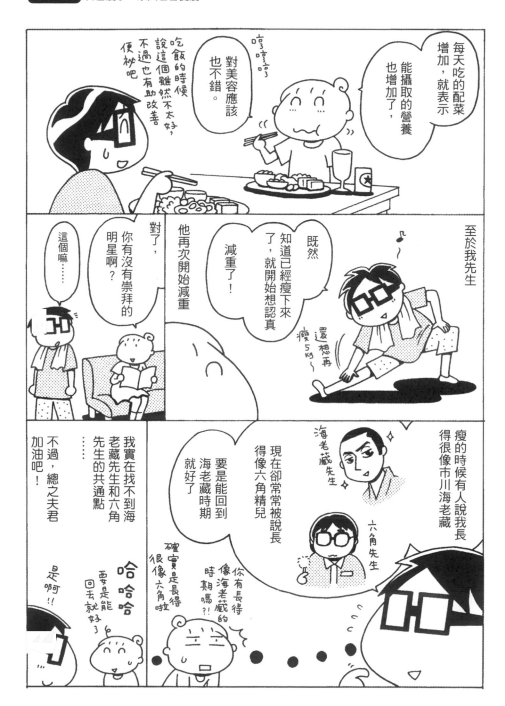

# 新 自以為是美人計畫大富翁 9 個月！

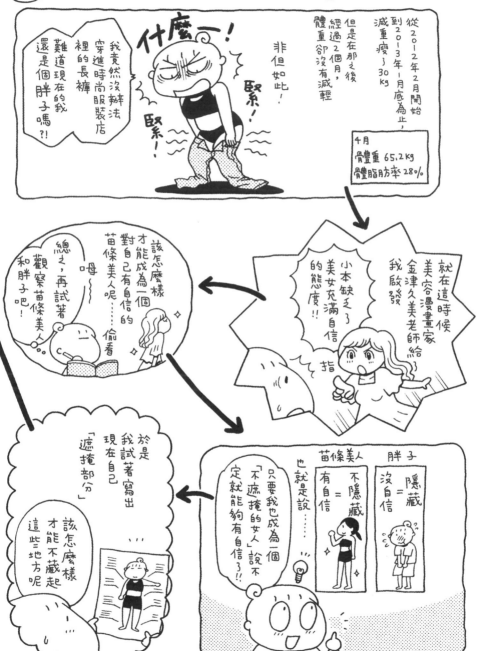

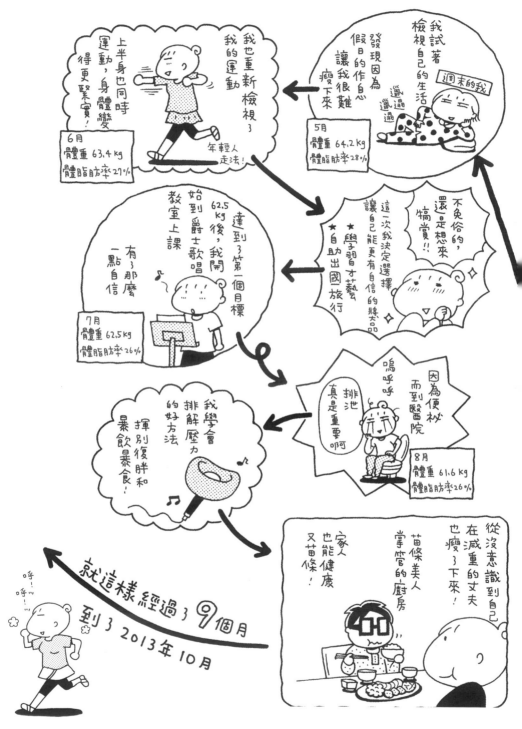

# 減重改變人生！

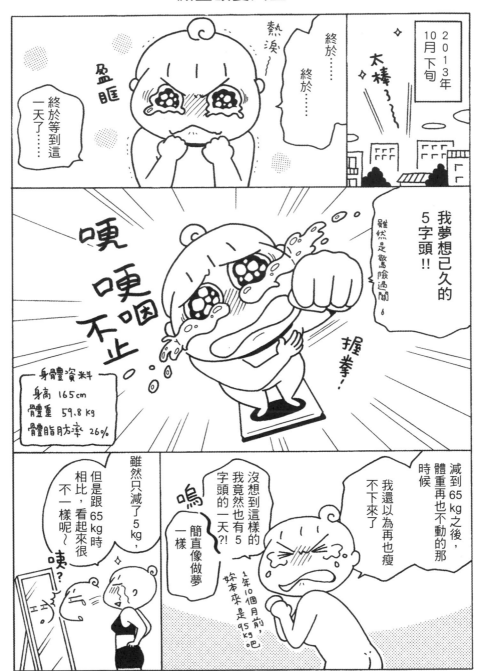

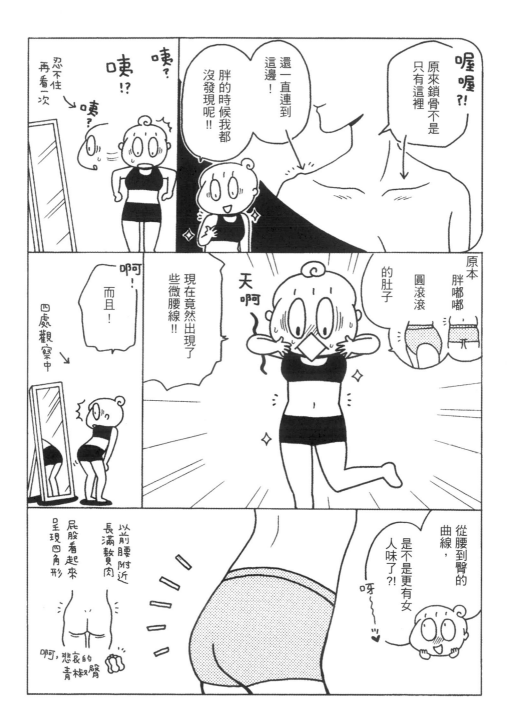

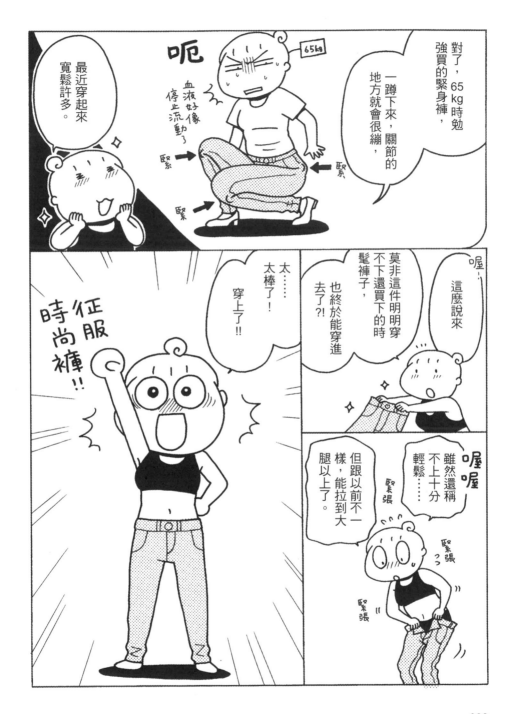

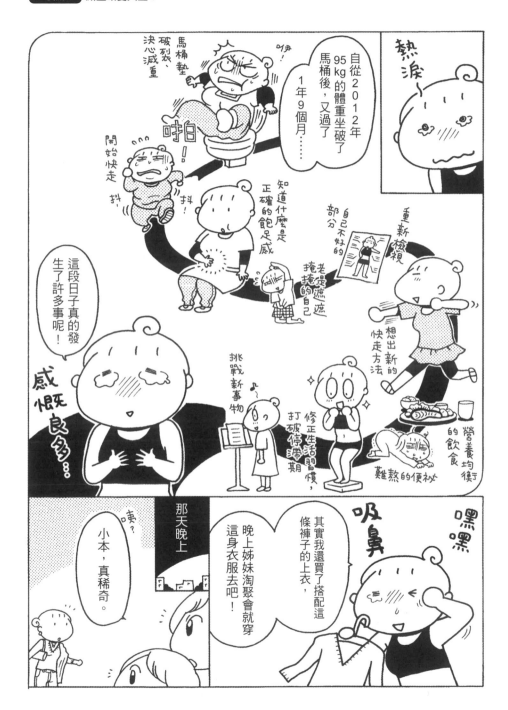

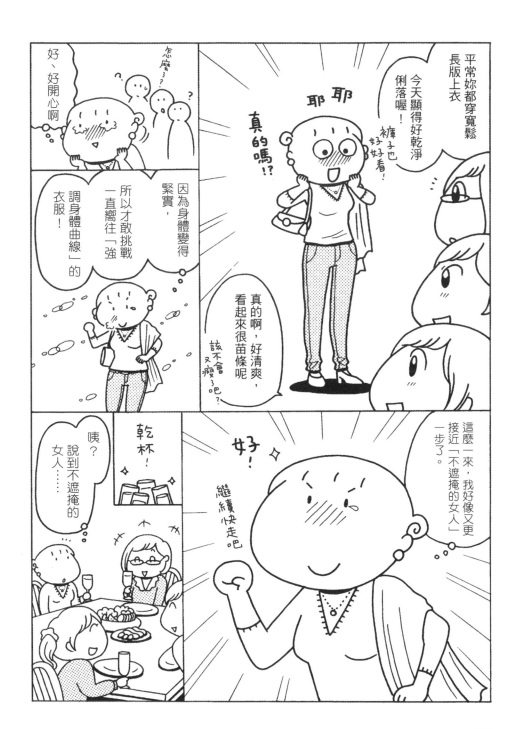

100

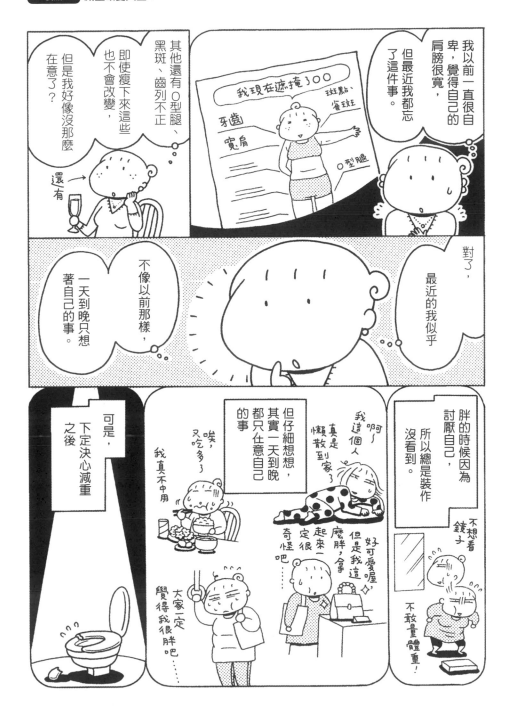

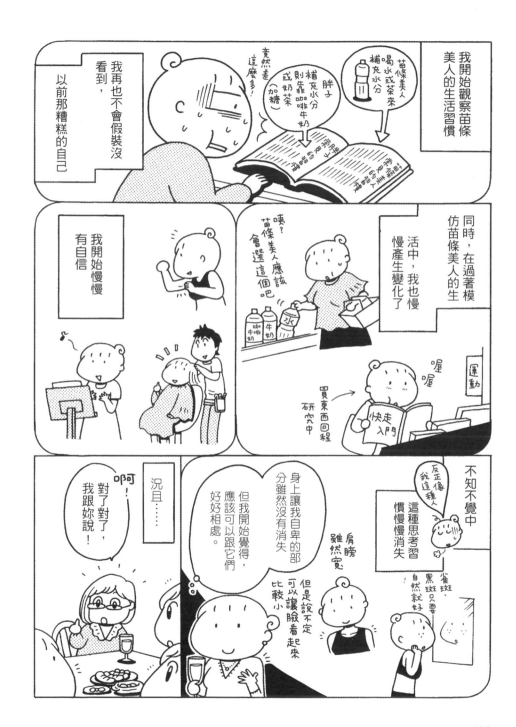

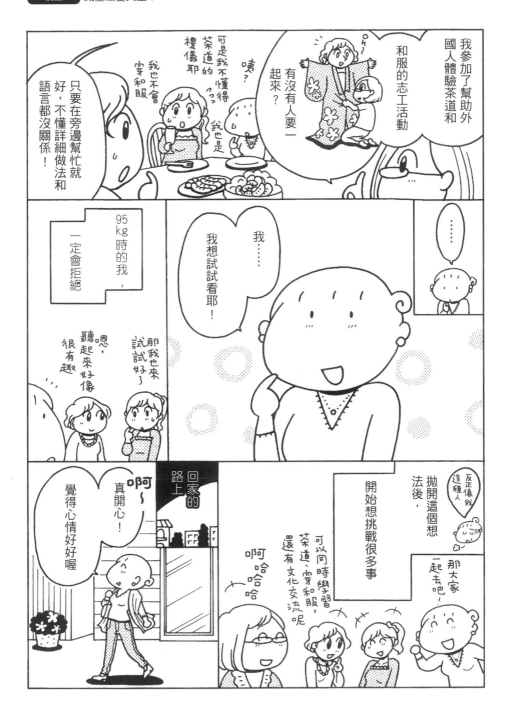

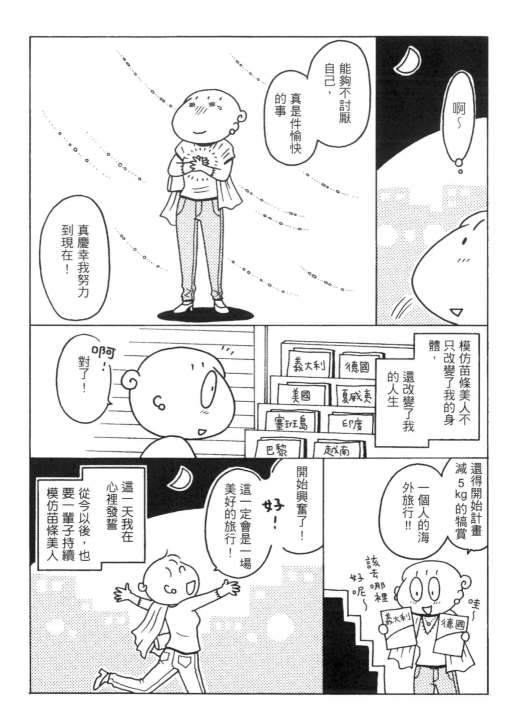

能夠不討厭自己，真是件愉快的事

真慶幸我努力到現在！

啊～

啊！對了！

模仿苗條美人不只改變了我的身體，還改變了我的人生

義大利　德國
美國　夏威夷
塞班島　印度
巴黎　越南

這一天我在心裡發誓從今以後，也要一輩子持續模仿苗條美人

好！

這一定會是一場美好的旅行！

開始興奮了！

還得開始計畫減5kg的犒賞一個人的海外旅行!!

該去哪裡好呢～

哇～

義大利　德國

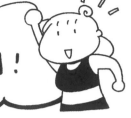

不復胖

再減 **5 kg** 的 守則!

**1** 放下「我又沒有吃那麼多」的藉口或成見,再次檢視自己的生活。

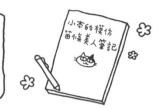

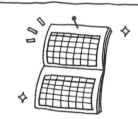

**2** 因為壓力或胖或瘦全看自己,學習用吃以外的事來排解壓力,揮別暴飲暴食。

**3** 不可因為「今天是假日,休息一天」!苗條美人 365 天時時刻刻都是苗條美人!

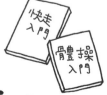

**4** 敷衍隨便的運動做再久也沒有效!再次從基礎好好確認,執行有效果的運動!

**5** 不要因眼前的事物而著急,想像未來的自己,養成愛惜自己身體的習慣!

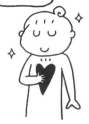

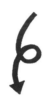

首先 請先閱讀"模仿苗條美人"基礎篇

《好好生活、慢慢吃就會瘦...
1年實驗證明，減重30公斤
全紀錄》

鞠躬

學會基礎的人從這裡開始

再次試著觀察苗條美人的行動!!

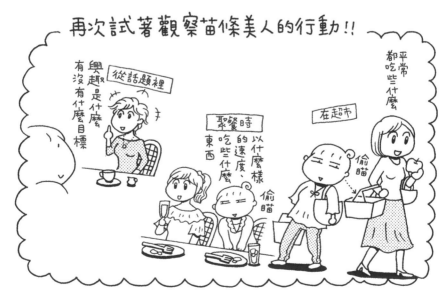

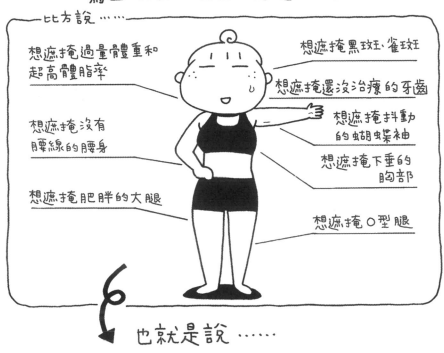

最重要的是 確實檢視現在的自己！
寫出現在的自己『想遮掩』的部分！

比方說……

想遮掩過量體重和
超高體脂率

想遮掩沒有
腰線的腰身

想遮掩肥胖的大腿

想遮掩黑斑、雀斑

想遮掩還沒治療的牙齒

想遮掩抖動
的蝴蝶袖

想遮掩下垂的
胸部

想遮掩O型腿

也就是說……

★ 該怎麼改變，才可以
不遮掩這些地方呢？

★ 為了不遮掩這些地方，
現在該做些什麼？

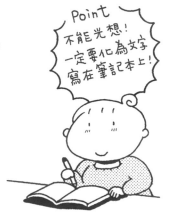

Point
不能光想！
一定要化為文字
寫在筆記本上！

# 試著描繪理想美女

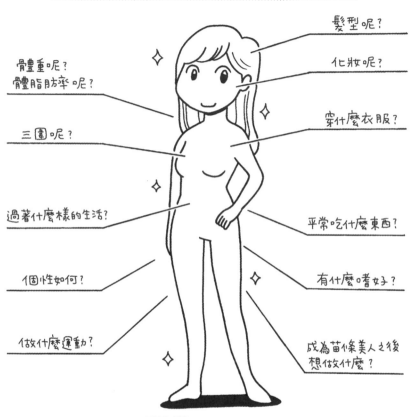

髮型呢？

化妝呢？

穿什麼衣服？

骨豐重呢？
骨豐脂肪率呢？

三圍呢？

過著什麼樣的生活？

平常吃什麼東西？

個性如何？

有什麼嗜好？

做什麼運動？

成為苗條美人之後
想做什麼？

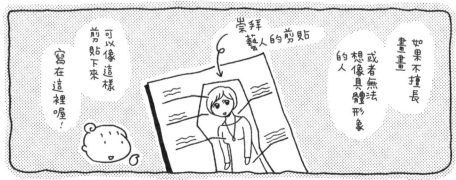

如果不擅長
畫畫
或者無法
想像具體形象
的人

崇拜
藝人的剪貼

可以像這樣
剪貼下來

寫在這裡喔！

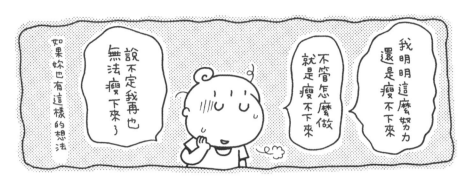

## ① 首先，再次檢查一下自己的飲食內容

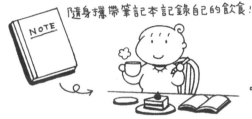

隨身攜帶筆記本記錄自己的飲食！

不管入口的東西
是不是無糖
或者零熱量，
都要記錄下來。

咖啡牛奶　　糖

其實可能在出乎意料
的地方超過攝取熱量喔

## ② 重新檢視週末的作息

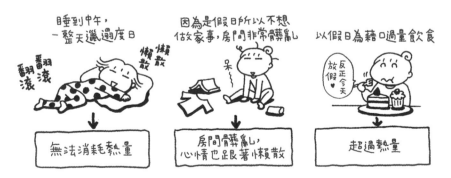

睡到中午，
一整天邋邋過度日

翻翻滾滾　懶散

因為是假日所以不想
做家事，房間非常髒亂

呆～

以假日為藉口過量飲食

反正今天放假♥

↓　　　　　↓　　　　　↓

無法消耗熱量

房間髒亂，
心情也跟著懶散

超過熱量

隨時注意苗條美人的假日作息，
度過充實又有活力的假日！

# ③ 重新檢視快走的品質

## 妳是不是也這樣走呢？

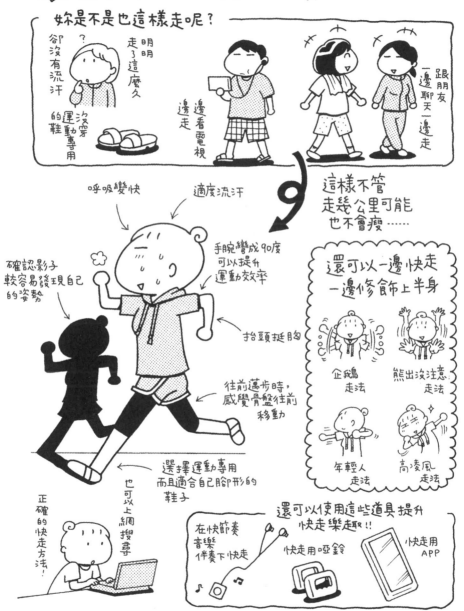

明明走了這麼久卻沒有流汗？

沒穿運動專用的鞋

邊看電視邊走

跟朋友一邊聊天一邊走

這樣不管走幾公里可能也不會瘦……

呼吸變快

適度流汗

手腕彎成90度可以提升運動效率

確認影子較容易發現自己的姿勢

抬頭挺胸

往前邁步時，感覺骨盤往前移動

選擇運動專用而且適合自己腳形的鞋子

也可以上網搜尋

正確的快走方法！

### 還可以一邊快走一邊修飾上半身

企鵝走法

熊出沒注意走法

年輕人走法

高凌風走法

### 還可以使用這些道具提升快走樂趣！！

在快節奏音樂伴奏下快走

快走用啞鈴

快走用APP

為了快樂決定減重！

決定自己想要的 **犒賞** ♥

不過……

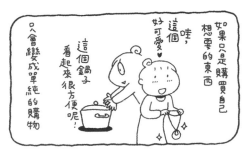

如果只是購買自己想要的東西

哇，這個好可愛 ♥

這個鍋子看起來很方便呢！

口へ會變成單純的購物

犒賞要選擇

**能讓自己更有自信的**

東西 ♪

因此我選擇了……

★ 瘦下 2.5 kg 就開始上嚮往許久的

歌唱課

★ 瘦 5 kg 就要

一個人到海外旅行

挑選一些以往覺得
「這種事不適合我啦」
「雖然很嚮往，但我不可能啦」
而放棄的事！

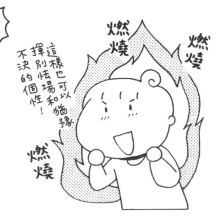

不揮別這樣的個性也可以！
決別的場合和猶豫

燃燒
燃燒
燃燒
燃燒

超乎你想像

# 排泄很重要……

要有效攝取對身體有益的東西，確實排出也很重要！

便便篇

★ 三餐定時

也容易形成排便的規律

身體記住生活規律後

★ 適度運動

的效果腸胃蠕動還有促進

腹部肌肉不夠強健就無法使勁

★ 不要累積壓力

讓廁所成為宜人的地方！可以試著

自律神經穩定

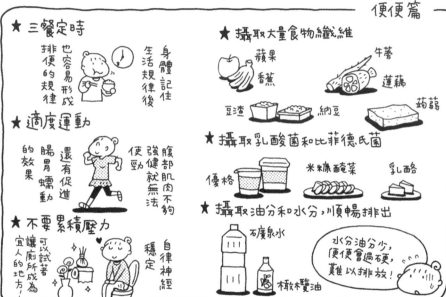

★ 攝取大量食物纖維

蘋果　香蕉　牛蒡　蓮藕

豆渣　納豆　蒟蒻

★ 攝取乳酸菌和比菲德氏菌

優格　米糠醃菜　乳酪

★ 攝取油分和水分，順暢排出

礦泉水　橄欖油

水分油分少，便便會過硬，難以排放！

汗水篇

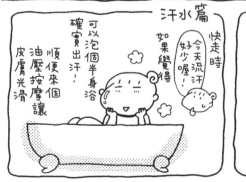

可以泡個半身浴確實出汗！

如果覺得今天流汗好少喔！

快走時

順便來個油壓按摩讓皮膚光滑

尿尿篇

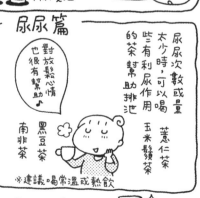

也對放鬆心情很有幫助♪

尿尿次數或量太少時，可以喝些有利尿作用的茶幫助排泄

薏仁茶　玉米鬚茶　黑豆茶　南非茶

※建議喝常溫或熱飲

排泄後一定要記得攝取大量的水分！

反正我……

# 因為壓力而暴飲暴食

就是忍不住…

這樣的人請妳再想一想!

哈

苗條美人也有壓力,為什麼她們不會暴飲暴食呢?

為了排解壓力而暴飲暴食,為什麼吃完後壓力更大呢?

啊,我又吃了這麼多

罪惡感……

該不會壓力只是妳大吃的藉口吧

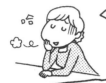

誰受得了啦! 大口大口 吧! 讓我好好吃一頓 至少飯可以

會不會因為壓力而變胖,

## 其實都看自己!

尋找吃以外的壓力紓解法吧!♫

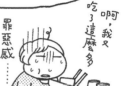

卡拉OK方說

平常三餐不夠均衡,沒有攝取充分營養……

就無法抑制食慾 停不下來了 在荷爾蒙平衡產生變化的生理期之前

壓力、生理期前暴飲暴食其實還有這種說法!!

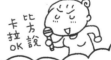

營養學老師的意見!

為了補充不足的營養,身體會很想吃東西……

平時攝取營養均衡的飲食,就能夠防止暴飲暴食。

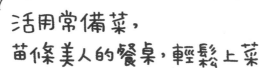

活用常備菜，
苗條美人的餐桌，輕鬆上菜

增加菜色的數量，充分攝取營養！

除了第十二話以外，還有這些推薦的常備菜

煮黃豆

煮羊栖菜

拌在漢堡肉裡增加分量

跟雞蛋一起放進豆皮裡燉煮

跟豆腐和絞肉一起攪拌，做成豆腐漢堡

跟雞蛋還有高湯一起煎成玉子燒

滷蛋

涼拌牛蒡

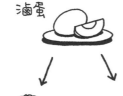

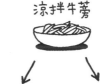

加上碎豆腐和青蔥拌在飯上

跟香菇一起炸

拌美乃滋當成沙拉的作料

跟高湯和肉一起燉煮，當作蕎麥麵的麵湯

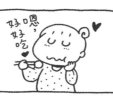

賺到的感覺
出乎意料的美味讓人有

嗯，好好吃

可以加一點變化

吃膩了常常吃的常備菜

# 簡單又時尚 菜單大公開

## 嫩葉菜和柳橙沙拉

先將 柳橙像蘋果一樣剝皮

之後切下果肉！

① 將烤過的胡桃、嫩葉菜跟柳橙果肉一起攪拌。

② 剝柳橙時流出的果汁和一大匙橄欖油、胡椒鹽攪拌之後，澆在①上食用。

## 南瓜和乳酪的蛋派
(19cm派皮模型一個)

① 將模型鋪上一片冷凍派皮。

② 事先攪拌好煮好的南瓜(小½個左右)和切成小方塊狀的乳酪(大約四個加工乳酪)，和炒過的培根(2片)。

③ 仔細攪拌三顆蛋和鮮奶油100g，用胡椒鹽調味跟②拌在一起倒入①中，以180～200度的烤箱，烤30～40分鐘。

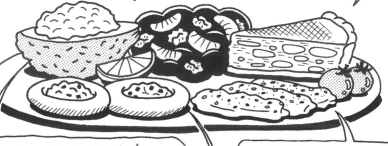

## 酪梨佐鮭魚塔塔醬

① 將5月燻鮭魚切成大塊，再與切成細丁的洋蔥、美乃滋一大匙，以及胡椒鹽充分攪拌。

② 將酪梨切成一半，挖出種子，把①裝進酪梨裡，堆成小山狀。

③ 撒上粉狀乳酪和香芹，食用時滴上幾滴檸檬，可以用湯匙挖來吃。

(小變化) 將鮭魚換成蝦子也很好吃！還可以混入奶油乳酪♪再加蒔蘿和續隨子更能增添風味！

## 烤雞翅

在雞翅上撒滿香料鹽和大蒜粉，用烤烤網烤至金黃色

## 奶油烤香菇

① 將香菇蒂切下，把香菇蒂切碎放在香菇上。

② 在①上放上鯷魚醬(如果沒有可以用醬油代替)，以及大蒜粉、Paseri (亦可不放)，烤至金黃色。

 請搭配紅酒一起享受♪  再加上麵包就是飽足的一餐。

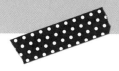

結語

非常感謝各位閱讀到最後。

前幾天在快走途中，我發現自己竟然能一口氣爬到天橋最上方。
這讓我想起自己還是95kg時，還沒爬到一半就已經喘不過氣來，
而且壓根不會想爬上天橋。

胖的時候，雖然沒有任何人規定，但我卻自以為很多事都辦不
到，自己限制了自己的世界。

而面對過去那個糟糕的我，我決定放下難為情，將它當成重要
的負面教材，不要忘記它。

到了最後，我要深深感謝一路支持《好好生活、慢慢吃就會瘦》
系列的各位，以及在我執筆時給予協助的大家，真的非常謝謝
各位。

渡邊本

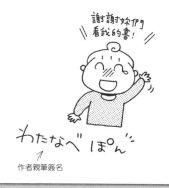

謝謝妳們
看我的書！

わたなべ ぽん

作者親筆簽名

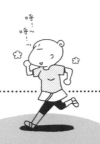

## 模仿苗條美人的減重訣竅
# Q & A

減了35kg後，60kg的妳現在想對
過去95kg的自己說些什麼嗎？(32歲‧女性)

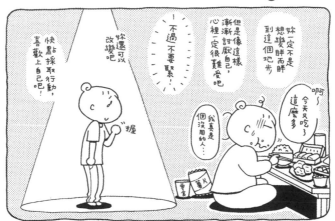

快點採取行動，
喜歡上自己吧！

妳還可以
改變吧

不過
不要緊！

但是像這樣
漸漸討厭自己，
心裡一定很難受吧

妳一定不是
想變胖而胖
到這個地步

啊～
今天又吃了
這麼多

我真是
個沒用的人…

「討厭自己」其實也就是「希望能喜歡上自己」
這種心情的另一種呈現。
減重帶給了我好好面對自己的機會。

117

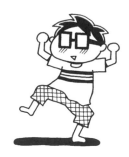

Titan113

# 好好生活、慢慢吃繼續瘦
## 再減 5 公斤，不復胖！

作者：渡邊本
譯者：詹慕如
出版者：大田出版有限公司
台北市 104 中山北路二段 26 巷 2 號 2 樓
E-mail:titan3@ms22.hinet.net　http://www.titan3.com.tw
編輯部專線 (02)25621383　傳真 (02)25818761
【 如果您對本書或本出版公司有任何意見，歡迎來電 】
行政院新聞局版台業字第 397 號
法律顧問：陳思成 律師

總編輯：莊培園
副總編輯：蔡鳳儀
執行編輯：陳顗如
行銷企劃：張家綺 / 蔡依耘
手寫字：謝佩鈞
校對：鄭秋燕 / 詹慕如
印刷：上好印刷股份有限公司（04）23150280
裝訂：東宏製本有限公司（04）24522977
初版：二〇一五年（民 104）九月一日
定價：新台幣 220 元

もっと！スリム美人の生活習慣を真似したら　リバウンドしないでさら
に 5 キロ痩せました
©2013 わたなべぽん
Edited by Media Factory
First published in Japan in 2013 by KADOKAWA CORPORATION, Tokyo.
Complex Chinese translation rights reserved by Titan Publishing Company
Ltd.

國際書碼：ISBN 978-986-179-412-9　CIP：411.94/104014791

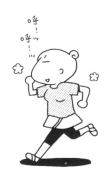

From： 地址：

姓名：

To： **大田出版有限公司（編輯部） 收**

台北市 10445 中山區中山北路二段 26 巷 2 號 2 樓

電話：（02）25621383　傳真：（02）25818761

E-mail：titan3@ms22.hinet.net

# 大田精美小禮物等著你！

只要在回函卡背面留下正確的姓名、E-mail和聯絡地址，
並寄回大田出版社，
你有機會得到大田精美的小禮物！
得獎名單每雙月10日，
將公布於大田出版「編輯病」部落格，
請密切注意！

大田編輯病部落格：http：//titan3.pixnet.net/blog/

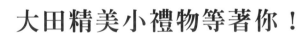

智　慧　與　美　麗　的　許　諾　之　地

# 讀 者 回 函

你可能是各種年齡、各種職業、各種學校、各種收入的代表，

這些社會身分雖然不重要，但是，我們希望在下一本書中也能找到你。

名字／＿＿＿＿＿＿＿＿＿　　性別／□女 □男　　出生／＿＿＿年＿＿＿月＿＿＿日

教育程度／

職業：□學生 □教師 □內勤職員 □家庭主婦 □SOHO族 □企業主管

　　　□服務業 □製造業 □醫藥護理 □軍警 □資訊業 □銷售業務

　　　□其他＿＿＿＿＿＿＿＿＿＿＿＿＿＿＿＿＿＿＿＿＿＿

E-mail/＿＿＿＿＿＿＿＿＿＿＿＿＿＿＿＿＿　電話／＿＿＿＿＿＿＿＿＿＿＿

聯絡地址：＿＿＿＿＿＿＿＿＿＿＿＿＿＿＿＿＿＿＿＿＿＿＿＿＿＿

你如何發現這本書的？　　　　　　　　　書名：好好生活、慢慢吃繼續瘦

□書店閒逛時＿＿＿＿＿書店 □不小心在網路書站看到（哪一家網路書店？）＿＿＿＿

□朋友的男朋友(女朋友)灑狗血推薦 □大田電子報或編輯病部落格 □大田FB粉絲專頁

□部落格版主推薦 ＿＿＿＿＿＿＿＿＿＿＿＿＿＿＿＿＿＿＿＿＿

□其他各種可能 ，是編輯沒想到的 ＿＿＿＿＿＿＿＿＿＿＿＿＿＿＿＿

你或許常常愛上新的咖啡廣告、新的偶像明星、新的衣服、新的香水……

但是，你怎麼愛上一本新書的？

□我覺得還滿便宜的啦！ □我被內容感動 □我對本書作者的作品有蒐集癖

□我最喜歡有贈品的書 □老實講「貴出版社」的整體包裝還滿合我意的 □以上皆非

□可能還有其他說法，請告訴我們你的說法

＿＿＿＿＿＿＿＿＿＿＿＿＿＿＿＿＿＿＿＿＿＿＿＿＿＿＿＿＿

你一定有不同凡響的閱讀嗜好，請告訴我們：

□哲學 □心理學 □宗教 □自然生態 □流行趨勢 □醫療保健 □財經企管 □史地 □傳記

□文學 □散文 □原住民 □小說 □親子叢書 □休閒旅遊 □其他 ＿＿＿＿＿＿＿＿＿＿

你對於紙本書以及電子書一起出版時，你會先選擇購買

□紙本書 □電子書 □其他 ＿＿＿＿＿＿＿＿＿＿＿＿＿＿＿＿＿＿

如果本書出版電子版，你會購買嗎？

□會 □不會 □其他 ＿＿＿＿＿＿＿＿＿＿＿＿＿＿＿＿＿＿＿＿

你認為電子書有哪些品項讓你想要購買？

□純文學小說 □輕小說 □圖文書 □旅遊資訊 □心理勵志 □語言學習 □美容保養

□服裝搭配 □攝影 □寵物 □其他 ＿＿＿＿＿＿＿＿＿＿＿＿＿＿＿＿

請說出對本書的其他意見：

大田出版有限公司編輯部 感謝您！

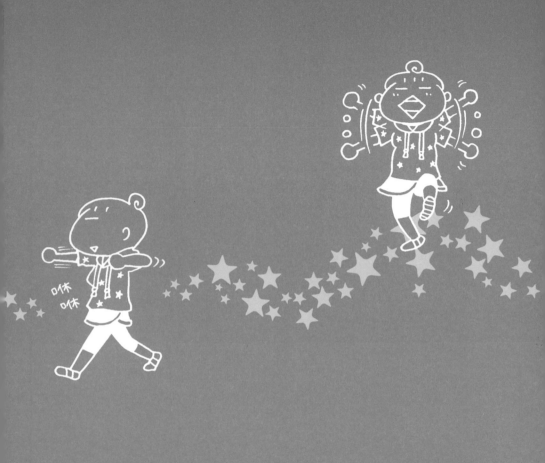